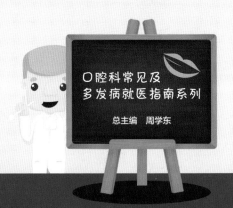

口腔科常见及多发病就医指南系列

总主编 周学东

牙体牙髓病

就医指南

主 编 周学东 李继遥

副主编 刘建国 张凌琳 杨德琴

人民卫生出版社

图书在版编目（CIP）数据

牙体牙髓病就医指南 / 周学东，李继遥主编 . —北京：人民卫生出版社，2019

ISBN 978-7-117-28428-8

Ⅰ. ①牙… Ⅱ. ①周…②李… Ⅲ. ①牙疾病 – 诊疗 – 指南②牙髓病 – 诊疗 – 指南 Ⅳ. ①R781–62

中国版本图书馆 CIP 数据核字（2019）第 072230 号

| 人卫智网 | www.ipmph.com | 医学教育、学术、考试、健康，购书智慧智能综合服务平台 |
| 人卫官网 | www.pmph.com | 人卫官方资讯发布平台 |

牙体牙髓病就医指南

主　　编：周学东　李继遥
出版发行：人民卫生出版社（中继线 010-59780011）
地　　址：北京市朝阳区潘家园南里 19 号
邮　　编：100021
E - mail：pmph @ pmph.com
购书热线：010-59787592　010-59787584　010-65264830
印　　刷：北京汇林印务有限公司
经　　销：新华书店
开　　本：710×1000　1/16　印张：16
字　　数：228 千字
版　　次：2019 年 5 月第 1 版　2019 年 5 月第 1 版第 1 次印刷
标准书号：ISBN 978-7-117-28428-8
定　　价：88.00 元

打击盗版举报电话：010-59787491　E-mail：WQ @ pmph.com
（凡属印装质量问题请与本社市场营销中心联系退换）

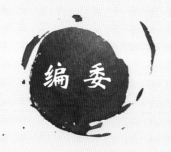

编 委

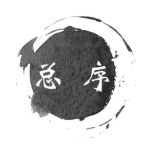

总　序

口腔是人体的第一门户，牙是人体最坚硬的器官，承担着咬切、咀嚼、发音、言语、美容、社交等生理功能。人们常说，牙好，胃口好，身体就好。口腔健康是人体健康的重要组成部分。2017 年公布的第四次全国口腔健康流行病学调查结果显示几乎人人都存在口腔问题。口腔常见病主要有龋病、牙髓病、根尖周病、牙周病、唇腭裂、错𬌗畸形、牙缺损、牙列缺失、口腔黏膜癌前病损、口腔癌等。口腔慢性病如龋病、牙髓病、根尖周病作为牙源性病灶，可以引起全身系统性疾病；而一些全身性疾病，如血液系统疾病、罕见病等也可在口腔出现表征，严重影响人体健康和生活质量。为提高百姓口腔卫生意识、促进全民口腔健康，我们编写了一套口腔科普图书"口腔科常见及多发病就医指南系列"。

本套书一共 12 册，细分到口腔各专业科室，针对患者的问题进行详细讲解，分别是《牙体牙髓病就医指南》《牙周病就医指南》《口腔黏膜病就医指南》《唇腭裂就医指南》《口腔颌面部肿瘤就医指南》《颜面整形与美容就医指南》《牙种植就医指南》《口腔正畸就医指南》《儿童牙病就医指南》《镶牙就医指南》《拔牙就医指南》《颞下颌关节与面痛就医指南》。主编分别由四川大学华西口腔医院、北京大学口腔医院、空军军医大学第三附属医院、中山大学附属口腔医院、南京医科大学附属口腔医院、中国医科大学附属口腔医院、广州医科大学附属口腔医院的权威口腔专科专家组成。

本套书以大众为读者对象，以患者为中心讲述口腔疾病的就医流程和注意事项，以症状为导向、以解决问题为目的阐述口腔疾病的防治，以老百姓的用语、接地气的语言将严谨、科学的口腔医学专业知识转化为通俗易懂的口腔常见病、多发病就医知识。具体有以下特点：①主编为权威口腔院校的知名专家、长期在口腔科临床工作的专科医生，具有多年行医的经验体会，他们在医学科普上均颇有建树；②编写时征询了患者对疾病想了解的相关问题和知识，采取一问一答的形式，以患者关心的角度和内容设问，用浅显的、易于理解的方式深入浅出地介绍口腔的基本知识，以及口腔常见病的病因、症状、危害、治疗、预后及预防等内容；③目录和正文内容均以患者就医的顺序，按照就医前、就医时、就医后编写疾病相关内容；④内容通俗易懂，文字生动，图文并茂，适合普通大众、非口腔专科医生阅读和学习；⑤部分图书配有增值服务，通过扫描二维码可观看更多的图片和视频。

编写团队希望读者认识口腔，提高防病意识，做到口腔疾病早预防、早诊治。全民健康从"齿"开始。

总主编　周学东

2019 年 1 月

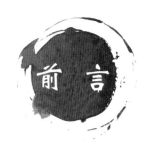

前　言

　　牙是人体重要的器官，具有咬切、咀嚼、发音、言语、美容、社交等生理功能。牙病是口腔最常见的疾病，包括细菌性、遗传性、发育性、外伤性等疾病，统称为牙体牙髓病。通常，牙体牙髓病会表现出疼痛症状，但是受"牙痛不是病"错误观念的影响，很多患者并未积极地寻求治疗，而是任其发展，最终导致牙脱落、面部感染，甚至全身不良反应等一系列后果，严重影响口腔及全身健康，也影响生活质量。

　　在与患者长期的临床接触中，我们深刻地感受到，对病因的错误认识、对疾病所致严重后果的认识不足、对治疗措施的恐惧，严重影响牙体牙髓病患者寻求医疗帮助，所以一本兼具科学性、专业性与可读性的科普书显得尤为重要。《牙体牙髓病就医指南》编写团队专门通过问卷的形式调查了老百姓关心的数百个问题，经过甄选、提炼，用浅显易懂的方式完成了本书的呈现。本书编写言简意赅、方便查阅，意在提高老百姓牙体牙髓病的防治意识，指导疾病预防、科学就诊，让老百姓参与到"防牙病"与"治牙病"的全过程，以及全生命周期的口腔健康管理。本书分为13章，共300余个常见问题，内容涉及牙体牙髓的常见疾病、病因、发病机制、诊治技术与预防知识，还特别撰写了牙及其周围组织的基本知识、孕妇等特殊人群的口腔预防与保健、牙体牙髓病与全身健康等内容，为老百姓提供更全面的知识。

本书的编委来自于全国著名口腔医院，长期工作在临床一线，是热爱公益、乐于科普的牙体牙髓专科医生。在此感谢团队的精诚合作和无私奉献！编写团队虽反复校对，仍难免有不足之处，敬请各位读者和同道不吝指正，提出宝贵意见。

周学东　李继遥

2019 年 4 月

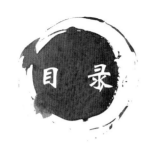

目 录

01 第一章
牙及周围组织的基本知识

一、牙的形成从怀孕第几周开始？　...1

二、牙的基本结构有哪些？各自发挥什么作用？　...2

三、为什么牙比骨头硬？　...3

四、口腔科医生说的"牙周"是什么？　...4

五、牙周与牙有多大关系？　...4

六、除了吃东西，牙还有别的作用吗？　...4

七、什么样的牙才能称得上是健康的牙？　...5

八、为什么健康的牙对全身健康非常重要？　...5

九、牙的排列和形状会遗传吗？　...6

十、牙可以换几次？　...7

十一、人通常长多少颗牙？　...7

十二、为什么我的牙数目和周围多数人不一样？　...7

十三、怎么看懂口腔科医生的牙位密码？　...8

十四、不同位置的牙功能是否不一样？　...11

十五、为什么牙一颗都不能少？　...11

十六、孩子多大开始长乳牙？　...12

十七、孩子多大开始长恒牙？　...12

十八、为什么孩子换牙不是一下就完成？　...13

十九、如何区别乳牙和恒牙？　...13

二十、听说恒牙和乳牙没什么关系，反正要换牙，乳牙出问
　　　题了不用太着急。这种观点有道理吗？　...14

二十一、为什么"六龄牙"非常重要？ ...15

02 第二章
常见牙体牙髓病

一、"虫牙"就是龋病？ ...16

二、牙为什么会着色？ ...17

三、"花斑牙"就是氟牙症吗？ ...18

四、为什么遇冷、遇酸牙就不舒服？需要治疗吗？ ...18

五、牙釉质发育不全可以预防吗？ ...19

六、遗传性乳光牙本质会遗传给下一代吗？ ...20

七、为什么有的人门牙是半月形的？ ...21

八、什么是畸形中央尖？ ...22

九、牙内陷有害吗？ ...23

十、牙上的突起需要治疗吗？ ...23

十一、楔状缺损是刷牙引起的吗？ ...24

十二、什么是牙隐裂？ ...25

十三、什么是牙磨损？ ...25

十四、什么是酸蚀症？喜欢吃酸的东西就会患这种病
吗？ ...25

十五、牙外伤有哪些表现？ ...26

十六、为什么孩子上颌门牙之间多长了一颗牙，而且像圆锥
形，正常吗？ ...26

十七、上颌门牙旁有两颗小小的牙，又小又尖，总觉得有点
不协调，正常吗？ ...27

十八、上颌门牙特别大，与周围的牙很不协调，需要处理
吗？ ...28

十九、孩子出生时就在下颌长了一颗门牙，近期吃奶吮吸时总
哭，后来发现舌头下面被牙磨烂了，如何处理？ ...28

二十、七八岁换门牙，但上颌门牙掉了 1 年多，新牙却没有
如期而至，是怎么回事？ ...29

二十一、孩子为什么长了双排牙？ ... 30

二十二、两颗牙长在一起成了"连体双胞胎"，这是什么牙？ ... 31

二十三、牙髓炎是牙神经发炎吗？ ... 32

二十四、什么是急性牙髓炎？ ... 33

二十五、牙经常痛，是慢性牙髓炎吗？ ... 33

二十六、什么是根尖周炎？牙神经坏死了为什么牙还会痛？ ... 34

二十七、为什么一颗牙同时会得牙髓炎和牙周炎两种病？ ... 36

03

第三章

引起牙体牙髓病的主要原因

一、口腔里有细菌吗？ ... 38

二、口腔里的细菌都是有害的吗？ ... 39

三、为什么不需要把口腔里的细菌全部杀死？ ... 39

四、口腔里的细菌是如何引起龋病的？ ... 40

五、口腔里的细菌是如何引起牙髓病的？ ... 40

六、根尖周病是由细菌引起的吗？ ... 41

七、为什么吃糖容易患龋病？ ... 41

八、为什么有的人不吃糖也容易患龋病？ ... 41

九、哪些食物对牙具有保护作用？ ... 42

十、哪些牙容易患龋病？ ... 42

十一、牙的哪些部位容易患龋病？ ... 43

04

第四章

牙体牙髓病的常见临床表现

一、牙痛是怎么回事？ ... 44

二、为什么明明觉得牙痛，但是牙看起来是好的？ ... 44

三、为什么吃酸甜食物时牙会痛？ ... 45

四、为什么牙会出现自发痛？ ... 45

五、为什么吃冷热食物时牙会痛？ ... 46

六、为什么明明感觉下颌牙痛，医生却说是上颌牙呢？ ... 46

七、为什么咬东西时牙会痛？ ... 47

八、为什么牙痛严重了喝凉水反而会缓解？ ... 47

九、为什么牙痛时半边脸都肿起来了？ ... 48

十、为什么平时不痛的牙感冒后会痛？ ... 48

十一、牙痛的类型有哪些？ ... 48

十二、吃药可以治疗牙痛吗？ ... 49

十三、牙痛需要住院吗？ ... 49

十四、牙痛去医院治疗前有什么缓解方法？ ... 50

十五、牙痛就要拔牙吗？ ... 50

十六、过去牙痛，现在不痛了，是好了吗？ ... 50

十七、牙痛时应该特别留意哪些事情？ ... 51

十八、牙痛应该挂什么科的号？ ... 51

十九、为什么牙痛要拍 X 线片？ ... 51

二十、牙痛检查时为什么医生要检查头颈部以及全身其他的
地方？ ... 52

二十一、牙痛的治疗方法有哪些？ ... 52

二十二、牙过敏怎么治？ ... 52

二十三、为什么牙龈反复起脓包？会癌变吗？ ... 53

二十四、为什么牙龈起脓包，流脓后牙反而不痛了？ ... 53

二十五、牙龈反复起脓包应该挂哪个科的号？ ... 53

二十六、牙龈反复起脓包怎么治？ ... 54

二十七、牙龈上起脓包能自己好吗？吃消炎药管用吗？ ... 54

二十八、为什么面部皮肤上起脓包要治牙？ ... 54

二十九、牙龈起脓包为什么要拍 X 线片？ ... 55

三十、口腔异味是病吗？ ... 55

三十一、为什么会出现口腔异味？ ... 55

三十二、为什么牙周病会引起口腔异味？ ... 56

三十三、为什么龋病会引起口腔异味？ ... 56

三十四、智齿发炎时为什么会有口腔异味？ ... 56

三十五、为什么口腔肿瘤患者会有口腔异味？ ... 57

三十六、为什么鼻窦炎会引起口腔异味？ ... 57

三十七、为什么妊娠会引起口腔异味？ ... 57

三十八、哪些系统性疾病会引起口腔异味？ ... 58

三十九、为什么健康人也会有口腔异味？ ... 58

四十、全口假牙为什么也有口腔异味？ ... 59

四十一、别人说我有口腔异味，为什么自己感觉不到？ ... 59

四十二、如何除去口腔异味？ ... 59

四十三、牙是不是越白越好？ ... 60

四十四、吃东西的时候为什么觉得牙使不上劲儿呢？ ... 60

四十五、为什么两颗牙之间总是塞东西？ ... 61

四十六、塞牙后该怎么办？ ... 62

四十七、塞牙有哪些危害？ ... 62

四十八、如何彻底解决或改善塞牙问题？ ... 63

四十九、如何预防塞牙问题再次出现？ ... 63

05 第五章

龋病

一、导致龋病的口腔细菌最爱"吃"哪些食物？ ... 65

二、容易患龋病是不是因为缺钙？ ... 65

三、医生说我是"可乐龋"，真奇怪，喝饮料怎么就喝出了一口烂牙？ ... 66

四、父母满口龋齿，孩子也会烂牙吗？ ... 66

五、为什么有些人更容易患龋病？ ... 67

六、发现牙面上有黑点或黑线，是得了龋病吗？ ... 68

七、为什么"六龄牙"是容易得龋病的牙？ ... 68

八、牙上哪些部位最需要仔细清理，重点防范龋病？ ... 69

九、龋病会传染吗？ ... 69

十、龋病很普遍吗？ ... 70

十一、为什么龋病会引起牙痛？ ...70

十二、龋病有哪些类型？ ...70

十三、龋病一定要治疗吗？会不会自己愈合？ ...71

十四、治疗龋病为什么非得钻牙？吃药不行吗？ ...71

十五、成年人龋病不治有什么危害？ ...71

十六、为什么别人补一次牙就好，而我却需要好几次？ ...71

十七、补牙的材料有哪些？ ...72

十八、为什么医生要对我进行龋病治疗的难度评估？ ...72

06

第六章
牙髓病与根尖周病

一、牙髓为什么会得病？ ...74

二、如何预防牙髓病？ ...74

三、牙髓病是如何发生发展的？ ...75

四、牙遇冷遇热不舒服且偶尔剧痛是什么病？ ...76

五、"牙痛不是病，痛起来真要命"，到底是什么牙病？ ...76

六、牙时不时隐隐作痛是患了什么病？ ...77

七、牙不痛，只是变黄或变黑，是患病了吗？ ...77

八、牙髓疾病不治疗会自己好吗？ ...78

九、牙剧烈疼痛几天后就不痛了，是不是牙好了，不需要看医生了？ ...78

十、为什么我觉得是左边的上颌牙痛，医生却说是左边的下颌牙得了牙髓病？ ...79

十一、牙髓病有哪些治疗方法？ ...80

十二、龋病与牙髓炎都有疼痛表现，如何区分？ ...80

十三、为什么即使同一个医生，有时对不同牙的根管治疗效果也不一样？ ...81

十四、为什么根管治疗前要进行治疗难度分级和难度评估？ ...81

十五、根尖周病是怎么形成的？ ...82

十六、咬东西时牙根痛、牙龈起脓包、脸肿是怎么回事？　...82

十七、小时候摔跤磕了一下门牙，当时没明显不适，现在却
　　　发现门牙慢慢变黄了，咬东西没劲儿，是怎么回事？
　　　有办法治吗？　...83

十八、为什么别人得了根尖周病没事，我得了却异常疼痛，
　　　完全不敢碰牙？　...83

十九、如何判断自己得了根尖周病？需要哪些检查？　...84

二十、根尖周病容易与哪些疾病混淆？　...84

二十一、根尖周病不及时治疗有什么危害？会影响邻近牙
　　　　吗？　...85

二十二、根尖周病会自愈吗？只吃药行不行？　...85

二十三、根尖周病怎么治疗？需要治疗几次？　...85

二十四、听说根尖周病严重了要做手术，是不是真的？　...86

二十五、为什么很严重的牙痛一钻牙就不痛了？根尖周病钻
　　　　完牙还是咬不了东西，是医生没把神经"杀死"
　　　　吗？　...86

二十六、根尖周病治疗完要做牙套保护牙，有必要吗？　...87

二十七、根尖周病能预防吗？　...87

07

第七章
牙体硬组织非龋性疾病

一、什么是牙的正常颜色？　...89

二、什么样的牙颜色是异常的？出现异常该怎么办？　...90

三、牙萌出后表面就是坑坑洼洼的，后来又出现了不同颜色
　　的不规则斑块，为什么会这样？能去掉吗？　...91

四、什么是四环素牙？　...92

五、我父母的牙灰灰、黑黑的，据说是四环素牙，会不会隔
　　代影响我的孩子？　...92

六、四环素牙可以治疗吗？　...93

七、牙的颜色黄黄的、灰灰的，形态也不正常，据说是氟斑

牙，什么是氟斑牙？ ...93

八、为什么会患氟斑牙？ ...94

九、氟斑牙能预防和治疗吗？ ...94

十、氟斑牙会不会遗传给下一代？ ...94

十一、前牙有一颗牙外形像"锥子"，这样的牙正常吗？ ...95

十二、长了锥形牙该怎么办？ ...95

十三、门牙中间有一条明显的缝隙，采用什么治疗方法合适？ ...96

十四、牙上有畸形中央尖，是怎么回事？ ...97

十五、孩子刚换的前磨牙上有一个"细小牙尖"，不小心咬折了，又痛又肿，该怎么办？ ...97

十六、牙的色泽和形状异常会遗传给孩子吗？ ...98

十七、牙数目少应该怎么办？ ...98

十八、牙数目多应该怎么办？ ...98

十九、全口天生缺牙是怎么回事？ ...99

二十、为什么牙越来越短，牙尖也磨平了？ ...99

二十一、什么原因会导致牙磨损？ ...99

二十二、牙磨损需要治疗吗？如何治疗？ ...100

二十三、为什么牙与牙龈之间会有凹槽？ ...100

二十四、为什么牙的颈部经常会冷热敏感？如何处理？ ...100

二十五、为什么中老年人易患楔状缺损？ ...101

二十六、楔状缺损必须补吗？ ...101

二十七、牙出现小裂纹怎么办？ ...101

二十八、吃饭的时候牙咬到一点就剧痛，是怎么回事？ ...102

二十九、牙隐裂后能不能直接粘贴在一起？ ...102

三十、牙咬裂后会不会像手上的伤口一样自己长好？ ...102

三十一、我的牙为什么那么容易裂？ ...103

三十二、牙裂了该怎么办？ ...103

三十三、隐裂牙治疗后还会再裂开吗？ ...104

三十四、家人说我晚上睡觉常发出"咯吱"的咬牙声，这是病吗？ ...104

三十五、俗话说"夜里磨牙，肚里虫爬"，是真的吗？ ... 105

三十六、长期睡觉磨牙会有什么不良后果？ ... 105

三十七、最近牙敏感，牙面失去光泽并且牙面上出现凹陷，是
　　　　酸蚀症吗？与平时爱吃偏酸的水果有关系吗？ ... 105

三十八、如何预防酸蚀症？ ... 106

三十九、经常吃东西"倒牙"，使用脱敏牙膏后仍不见好转，
　　　　有其他治疗方法吗？ ... 106

四十、为什么"倒牙"的症状容易反复发生？ ... 107

四十一、牙外伤有哪些类型？ ... 107

四十二、牙外伤去医院检查，医生说没什么大问题，却要求
　　　　我定期复查，是为什么呢？ ... 108

四十三、牙外伤行根管治疗术后，总觉得咬合不舒服，是怎
　　　　么回事？ ... 108

四十四、牙外伤后牙龈肿胀、牙松动怎么办？有什么注意事
　　　　项？ ... 108

四十五、牙外伤后为什么要拍 X 线片？ ... 109

四十六、摔断的牙还能恢复美观吗？能接上吗？ ... 109

四十七、牙外伤后，为什么医生拔掉了外伤牙上松动的部
　　　　分？ ... 110

四十八、牙摔断后断面疼痛不敢碰是怎么回事？ ... 110

四十九、孩子牙外伤后必须等到长大后才能处理外伤的牙
　　　　吗？ ... 110

第八章
牙体牙髓病的检查和治疗

一、看牙为什么要用探针检查？ ... 111

二、医生检查时为什么要敲一下牙？主要是为了检查什
　　么？ ... 111

三、小冰棒是干什么用的？必须行此检查吗？会疼吗？ ... 112

四、为什么要用加热棒烫一下牙？会疼吗？不会把牙烫坏

吧？ ... 112

五、口腔检查时医生扣诊是为了检查什么？ ... 112

六、牙髓活力电测仪是测试牙髓神经死活的吗？ ... 112

七、治疗牙病时需要打麻药吗？不打行不行？ ... 113

八、补牙需要拍牙片吗？辐射大不大？对身体会不会有伤
害？ ... 113

九、龋齿在什么情况下可以直接补？什么情况下不能或不需
要补牙？ ... 113

十、牙补完之后会疼吗？需要吃消炎药吗？ ... 114

十一、补牙有哪些材料？如何选择？ ... 114

十二、用复合树脂补牙时，为什么要用蓝光照？会不会对眼
睛造成伤害？ ... 114

十三、刚补完的牙能马上咀嚼吗？有哪些注意事项？ ... 115

十四、牙补好后还会坏吗？还需要回去看医生吗？ ... 115

十五、保髓治疗是怎么回事？ ... 115

十六、牙在哪些情况下可以行保髓治疗？ ... 118

十七、保髓治疗后需要注意什么？ ... 119

十八、什么是根管治疗？ ... 119

十九、牙得了哪些疾病需要根管治疗？ ... 121

二十、为什么根管治疗需要去医院几次？ ... 122

二十一、根管治疗一定会成功吗？ ... 123

二十二、根管治疗后牙是不是就不会再疼了？如果疼了该怎
么办？ ... 124

二十三、为什么根管治疗需要拍多次牙片？拍牙片的辐射会
不会危害身体健康？ ... 126

二十四、小朋友也能进行根管治疗吗？ ... 127

二十五、根管治疗后牙是不是就"死"了？ ... 128

二十六、根管治疗最后医生是把针埋到牙里面了吗？ ... 129

二十七、为什么都是根管治疗，我花的钱却比别人多？ ... 129

二十八、什么是牙髓再生？ ... 131

二十九、什么样的患牙适合做牙髓再生？ ... 132

三十、口腔生物材料在牙髓病、根尖周病的应用是什么？ ... 132

三十一、为什么医生说我的牙有 3 个根管，但是 X 线片上明明只能看到 2 个？ ... 134

三十二、根管治疗后需要戴牙冠吗？ ... 134

三十三、根管治疗后需要复查吗？ ... 135

三十四、根管治疗后可以咬硬东西吗？ ... 135

三十五、根管治疗后牙是不是就不松动了？ ... 136

三十六、所有人都可以接受根管治疗吗？ ... 136

三十七、根管治疗失败了怎么办？是不是必须拔牙？ ... 136

三十八、如何判断根管治疗是否成功？ ... 137

三十九、为什么根管治疗有时候需使用手术显微镜？ ... 138

四十、什么是微创牙髓治疗？ ... 138

四十一、根管治疗过程中为什么有可能出现断针？如何解决？ ... 139

四十二、什么是家庭漂白术和诊室漂白术？有什么区别？ ... 140

四十三、我的牙变色了，适合进行美白治疗吗？ ... 140

四十四、漂白会对牙造成伤害吗？ ... 140

四十五、漂白后为什么会出现短时间的牙敏感？ ... 141

四十六、为什么牙美白后又恢复到了以前的颜色？ ... 141

09 第九章
口腔疾病的预防与保健

一、牙体牙髓病可以预防吗？ ... 142

二、怎样能够有效防止龋病发生？ ... 143

三、我能从医生那里获得哪些帮助来预防龋病？ ... 143

四、医生如何评价龋风险水平？ ... 144

五、我并没有发现牙洞，但医生说我得了龋病，是怎么回事？ ... 144

六、什么情况下需要补充氟化物？怎么选择？ ... 145

七、怎样才能有效预防氟斑牙？ ... 146

八、多大的儿童可以使用含氟牙膏？　... 146

九、儿童如何使用含氟牙膏？　... 147

十、医生为什么向我推荐涂氟防龋？　... 147

十一、多大的儿童适宜进行牙涂氟？　... 148

十二、涂氟后多久可以刷牙和吃东西？　... 148

十三、涂氟多久进行一次？　... 148

十四、已有龋齿还能涂氟吗？　... 149

十五、什么是窝沟封闭？　... 149

十六、儿童多大年龄进行窝沟封闭效果最好？　... 150

十七、孩子还没换牙，乳牙也需要进行窝沟封闭吗？　... 150

十八、为什么"六龄牙"进行窝沟封闭十分重要？　... 151

十九、除了"六龄牙"，其他牙还需要进行窝沟封闭吗？　... 151

二十、成年人还需要进行窝沟封闭吗？　... 152

二十一、窝沟封闭的过程是怎样的？　... 152

二十二、窝沟封闭会疼吗？　... 153

二十三、窝沟封闭只需要做一次吗？　... 153

二十四、窝沟封闭后多久可以刷牙和吃东西？... 154

二十五、龋齿进行窝沟封闭还有用吗？　... 154

二十六、进行过窝沟封闭和涂氟的牙是不是就绝对不会得龋病了？　... 154

二十七、什么时候应选择预防性树脂充填？与窝沟封闭有哪些不同？　... 155

二十八、什么是非创伤性修复治疗？适用于哪些情况？　... 155

二十九、为什么一定要定期进行口腔健康检查？　... 156

三十、定期口腔健康检查的主要内容是什么？　... 156

三十一、多久进行一次口腔健康检查比较好？　... 156

三十二、为什么有的人从来不注意口腔保健也不会发生口腔疾病？　... 157

10

第十章
家庭口腔预防保健

一、日常生活中怎么做才能有利于牙的健康？ ... 159

二、为什么天天刷牙仍然会得龋病？ ... 160

三、什么样的牙刷好？ ... 161

四、使用牙刷有哪些注意事项？ ... 161

五、电动牙刷是否比普通牙刷更好？ ... 162

六、牙膏种类那么多，该如何选择？药物牙膏比普通牙膏效
果更好吗？ ... 163

七、如何正确刷牙？有哪些注意事项？ ... 163

八、每天要刷几次牙？ ... 164

九、刷牙用冷水还是热水？ ... 164

十、什么是改良巴氏刷牙法？ ... 165

十一、刷牙方法不正确有什么危害？ ... 166

十二、口腔也需要"洗洗澡"——漱口吗？ ... 166

十三、医院配的漱口液可以随便用吗？ ... 167

十四、怎样漱口有讲究吗？ ... 168

十五、你知道漱口液的各种功效吗？ ... 169

十六、漱口液可以代替刷牙吗？使用后会引起牙的色素沉积
吗？ ... 169

十七、使用漱口液需要注意哪些问题？ ... 170

十八、牙线种类繁多，如何选择？ ... 170

十九、用了牙线牙龈总出血，怎么办？ ... 172

二十、不会用牙线，就喜欢用牙签，可以吗？ ... 173

二十一、您知道牙缝的"清洁工"——牙间隙刷吗？哪些人
最需要使用牙间隙刷？ ... 174

二十二、如何使用牙间隙刷清洁牙邻面？ ... 174

二十三、您用过"口腔清洁小卫士"——冲牙器吗？ ... 176

二十四、常见的冲牙器有哪几种？ ... 176

二十五、为什么要使用冲牙器？ ... 177

二十六、哪些人使用冲牙器更有利于保持口腔卫生？ ... 177

二十七、您嚼过口香糖吗？知道口香糖的种类吗？ ... 179

二十八、您了解无糖口香糖的作用吗？ ... 179

二十九、嚼口香糖应该注意哪些问题？ ... 180

三十、您知道健康的牙齿也需要均衡的膳食营养吗？ ... 180

11
第十一章
特殊人群的口腔预防与保健

一、为什么在怀孕前必须进行口腔检查？ ... 182

二、为什么口腔健康知识对孕妈妈非常重要？ ... 183

三、孕期口腔护理为什么十分重要？ ... 183

四、为什么孕妈妈要注意全身性疾病的防治？ ... 184

五、子痫前期与牙周病有关吗？ ... 185

六、孕期口腔异味如何处理？ ... 185

七、妊娠期如何处理口腔疾病？ ... 187

八、妊娠期龋病如何处理？ ... 187

九、孕妈妈应该选用哪种牙刷？ ... 188

十、孕妈妈应该选用哪种牙膏？ ... 189

十一、孕妈妈吃哪些食物可以帮助胎儿牙的发育？ ... 189

十二、父母的遗传性牙病会遗传给孩子吗？ ... 190

十三、孕期最容易得哪些口腔疾病？ ... 191

十四、为什么怀孕期间易出现牙痛？ ... 193

十五、孕期牙痛吃止痛药对胎儿有影响吗？ ... 193

十六、孕期进行口腔治疗应该注意什么？ ... 194

十七、孕期可以补牙吗？ ... 195

十八、孕期补牙时注射局部麻醉药对胎儿有影响吗？ ... 196

十九、孕期拍牙片对胎儿有影响吗？ ... 196

二十、孕期补牙应该选哪种材料？ ... 196

二十一、孕期可以进行根管治疗吗？ ... 197

二十二、生产后的妈妈可以刷牙吗？ ... 198

二十三、为什么哺乳期妈妈要注意口腔卫生保健？ ... 198

二十四、哺乳期妈妈吃哪些食物有利于孩子的牙发育？ ... 200

二十五、哺乳期妈妈补牙会影响乳汁吗？ ... 200

二十六、父母的龋病会传染给孩子吗？ ... 201

二十七、出生没几个月的孩子需要清洁口腔吗？怎么做？ ... 201

二十八、想让孩子拥有健康的口腔，孩子出生后我能做什
　　　　么？ ... 202

二十九、为了孩子的口腔健康，喂奶有什么讲究吗？ ... 202

三十、什么时候该第一次带孩子看口腔科医生？ ... 203

三十一、孩子得龋病了，反正乳牙都要换，不管它，行不
　　　　行？ ... 203

三十二、幼儿园时期孩子最容易得的牙病是什么？为什
　　　　么？ ... 204

三十三、幼儿园时期孩子的饮食对得龋病有影响吗？ ... 205

三十四、幼儿园时期的孩子需要刷牙吗？ ... 205

三十五、为什么我的孩子 6 岁就长智齿，而且长出来没多久
　　　　就患龋病了？ ... 207

三十六、乳牙患龋会影响孩子换牙吗？ ... 208

三十七、孩子的哪些口腔不良习惯家长一定要警惕？ ... 208

三十八、为什么幼儿园时期的孩子容易摔伤牙？ ... 208

三十九、应该从什么时候开始关注孩子的口腔健康？ ... 209

四十、为了不得龋病，就不让孩子吃糖，这种做法对吗？ ... 209

四十一、老年人的常见口腔问题有哪些？ ... 210

四十二、老年人牙之间为什么有缝？可以补起来吗？ ... 210

四十三、"人老牙掉"是正确的吗？ ... 211

四十四、老年人为什么容易发生根面龋？ ... 211

四十五、老年人的口腔残根应该及时拔除吗？ ... 212

四十六、为什么老年人更应重视口腔卫生保健？ ... 213

四十七、老年人应该如何进行口腔卫生保健？ ... 213

四十八、运动功能障碍者应该如何进行口腔卫生保健？ ... 214

四十九、听力障碍者应该如何进行口腔卫生保健？ ... 215

五十、视力障碍者应该如何进行口腔卫生保健？ ... 215

五十一、认知功能障碍者应该如何进行口腔卫生保健？ ... 215

12

第十二章
牙体牙髓病与全身健康

一、为什么患了上颌窦炎，医生要先治疗牙病？ ... 217

二、2型糖尿病患者能否钻牙？有哪些注意事项？ ... 217

三、高血压患者能否钻牙？有哪些注意事项？ ... 218

四、心脏病患者能否钻牙？有哪些注意事项？ ... 218

五、什么是心源性牙痛？ ... 219

六、肾病患者能否钻牙？有哪些注意事项？ ... 219

七、放疗和化疗患者能否钻牙？有哪些注意事项？ ... 219

八、精神障碍患者怎样看牙？ ... 220

九、阿尔茨海默病患者看牙时有哪些注意事项？ ... 220

十、帕金森病患者看牙时有哪些注意事项？ ... 220

十一、有癫痫病史的患者看牙时有哪些注意事项？ ... 221

13

第十三章
口腔急症

一、牙突然疼得厉害，感觉半边脸和头都疼，不敢吃冷热食物，是怎么回事？ ... 222

二、得了急性牙髓炎一定要把牙钻开吗？只吃药可以吗？ ... 222

三、有颗牙胀疼得厉害，不敢碰，牙床也肿了，是怎么回事？ ... 223

四、得了急性根尖周炎为什么也得钻开牙？钻开牙后为什么还会痛？需要吃药吗？ ... 223

五、智齿疼得厉害，而且周围的牙床都肿了，张不开嘴，咽东西也疼，该怎么办？ ... 224

六、牙龈肿了，有个脓包，一碰就疼，该怎么办？ ... 224

七、摔了一跤，把牙磕了，为什么到了医院还得拍头部 CT 和
　　大片子？　... 225

八、把牙整个磕掉了，这颗牙还有用吗？该怎么保存磕掉的
　　牙？需要立刻去医院吗？　... 225

九、牙磕断了，还能粘回去吗？　... 225

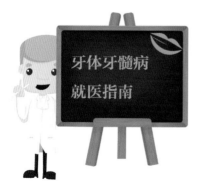

牙体牙髓病
就医指南

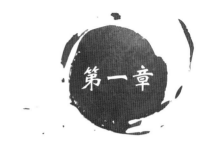

第一章

牙及周围组织的基本知识

一、牙的形成从怀孕第几周开始?

牙的形成是一个漫长复杂的过程,当孩子还在母亲肚子里时,乳牙和恒牙就相继开始发育成长了。在母亲怀孕的第 5 周,孩子口腔的雏形开始形成。到第 7 周左右,乳牙开始发育,先形成一条板状的结构——牙板。牙板向深层延伸发育成牙胚,类似于牙的"胚芽",最终发育成牙。

牙胚由三部分组成:

1. 成釉器 决定了牙的形状,形成口腔中能够看到牙的白色部分——牙釉质。

2. 牙乳头 形成牙内部的牙髓和牙本质。

3. 牙囊 形成牙根最表面的结构——牙骨质,以及包围着牙的支持结构——牙周膜和牙槽骨。

乳牙胚形成以后,在靠近舌头的一侧,牙板另一端边缘的下端仍然在继续生长形成新的"胚芽",重复和乳牙胚相似的发育过程,最后形成相应的恒牙胚。这个过程相当漫长，第一磨牙的牙胚在胎儿的第 4 个月形成，而第二磨牙的牙胚到孩子出生后 1 年才形成，第三磨牙的牙胚一直到 4~5 岁才形成。

在牙胚形成的过程中，多种因素可影响牙胚的发育，如母亲妊娠期营养不良、吸烟、内分泌失调、急性病毒性感染、糖尿病、母亲常染色体遗传性疾病、母亲妊娠期或儿童时期服用四环素药物、牙胚发育早期受到 X 线照射等。这些因素均可造成不同程度的牙胚发育异常，导致孩子牙缺失或牙发育、形态异常。

二、牙的基本结构有哪些？各自发挥什么作用？

如果把每一颗牙看做一栋大楼，地面上的楼房就像牙冠，是在口腔内看到的白色部分。地面下的地基如同牙的牙根，牙根被包埋在牙槽骨内，如同地基被土壤包围，无法通过肉眼看到。

牙主要由牙釉质、牙本质、牙骨质三种硬组织和牙髓这种软组织组成（图 1-1）。牙冠表层为牙釉质，如同大楼的外面，它是半透明的白色硬组织，是人体内最坚硬的组织，其对咀嚼压力和摩擦力具有高度耐受性，是牙行使咀嚼功能最重要的结构。由于牙釉质直接与口腔环境接触，很容易受到细菌和酸的侵蚀，所以是龋病（俗称"虫牙"）最先侵及的组织。

牙根表层为牙骨质，牙骨质与硬质骨相似，呈淡黄色，硬度低于牙本质。牙骨质是维持牙和牙周围组织联系的重要结构，使牙稳固于牙槽窝内并承受和传递咀嚼压力。牙骨质的改建和重塑是正畸治疗、补偿冠部磨损、修复病理性吸收、牙髓及根尖周病治疗后修复的基础。

构成牙主体的为牙本质，如同大楼的框架结构，其硬度比牙釉质低，比骨组织稍高。整个牙本质的内部为中空的腔隙，容纳牙髓组织。牙本质的主要功能是保护其内部的牙髓和支撑表面的牙釉质及牙骨质。当牙釉质表面因磨损、酸蚀、龋等遭受破坏时，其深部的牙本质暴露，可形成修复性牙本

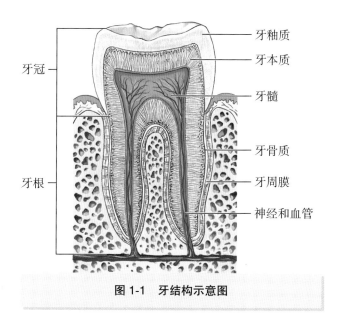

牙冠

牙根

牙釉质

牙本质

牙髓

牙骨质

牙周膜

神经和血管

图 1-1　牙结构示意图

质，防止进一步对深层的牙髓组织的刺激。

　　牙髓是牙体组织中唯一的软组织，是一种疏松结缔组织，位于由牙本质构成的髓腔中，借狭窄的根尖孔与根尖周组织相连。牙髓组织的主要功能是形成牙本质，包括原发性牙本质及修复性牙本质。其他功能包括营养并保持牙本质活力、感觉外界刺激并产生痛觉和对外界刺激损伤产生防御功能。由于牙髓被牙本质紧密包裹、基质富含纤维并具有黏性、无有效的血液侧支循环、感觉功能单一，导致牙髓损伤一般都难以恢复，易产生疼痛，且疼痛难以定位。

三、为什么牙比骨头硬?

　　牙比骨头硬归因于牙表面覆盖着一层人体最硬的组织——牙釉质。成熟的牙釉质中，96%~97% 的成分为无机物，主要是含钙、磷的羟基磷灰石晶体，钙化程度非常高。骨组织无机物含量为 70% 左右，明显低于牙釉质。

四、口腔科医生说的"牙周"是什么？

牙周就是老百姓通常说的"牙床"，指包绕牙周围的组织，包括牙龈、牙周膜、牙骨质、牙槽骨。牙周组织犹如土壤，紧密包绕着牙根，形成稳定的支撑。因此，它们也被称为牙周支持组织。牙龈是包围牙颈部和牙槽骨的口腔黏膜，也就是口腔内见到的牙周围粉红的"牙肉"。牙周膜是连接牙槽骨与牙根表面牙骨质的结缔组织。这些都是牙的软性支撑，而发挥硬性支撑作用的是牙槽骨。

五、牙周与牙有多大关系？

牙周组织包括牙槽骨、牙龈、牙周膜、牙骨质，对牙起支持和固定作用。牙槽骨提供容纳牙根的"窝"。牙龈覆盖在牙槽骨的表面，包绕牙颈部周围。牙周膜的纤维一端埋入牙槽骨，另一端埋入牙根表面的牙骨质，为牙根提供韧性的包裹，使牙能牢固地固定在"窝"内，并具有一定的弹性，有利于传导和缓冲牙承受的咀嚼力。此外，牙周组织还起着营养牙的作用。牙髓的神经、血管通过根尖孔与牙槽骨和牙周膜的血管、神经相连。营养物质通过血液供给牙髓，营养牙。

牙对牙周组织也发挥着重要的作用。牙咬合时所受的咬合力促进牙槽骨的成熟、维持牙槽骨的形态和高度。一旦牙脱落，牙槽骨也随之萎缩。

六、除了吃东西，牙还有别的作用吗？

除了我们熟知的咀嚼功能，牙还在许多方面发挥着重要的作用，主要包括：

1. 促进骨骼发育和消化功能　牙在行使咀嚼功能时，可刺激颌面部正常生长发育，促进包围牙的软组织及骨骼的健康。同时，咀嚼运动可反射性促进肠胃运动，刺激肝脏、胰腺分泌消化液，促进消化功能。

2. 辅助发音和言语功能　牙与唇、舌等器官均参与了发音和言语。牙自身的位置以及牙与唇、舌之间的关系，对言语的清晰程度与发音的准确性有着重要的影响。如前牙缺失时，发齿音（s、z）和唇齿音（f）等均受很大影响。

3. 保持面部形态协调美观　牙按照一定的规律生长在牙槽窝内，形成弧形排列的上、下牙弓，牙弓内牙相互支持，紧密连接成整体。牙、牙弓和上、下颌牙的咬合关系正常可使唇颊部丰满、颌面部形态正常、表情自然。多数牙缺失后，牙槽骨丰满度降低，嘴唇和脸颊因失去支持而塌陷，面部皱纹增加，致使面容衰老。牙弓及咬合关系异常者，颜面美观也会受到影响。

七、什么样的牙才能称得上是健康的牙？

健康的牙在形态上与其他牙相互协调，颜色呈半透明的淡黄色，结构正常，质地坚硬，能正常行使咀嚼、言语等口腔功能，与整个牙弓协调，保持面部形态的协调美观。

牙异常主要表现在牙的大小、形状和颜色等方面。也可能牙本身没有问题，但在个别牙错位、牙弓形态和牙排列异常的情况下，牙与整个牙弓失去协调，咬合关系异常，不仅会影响咀嚼功能，还会影响容貌外观。

八、为什么健康的牙对全身健康非常重要？

健康的牙不仅直接影响日常的饮食、口腔的整体健康，还与言语、外貌，甚至与全身健康和心理健康密切相关。

牙的健康对牙周、黏膜、关节、口腔整体的健康有重要意义。牙磨损出现高耸锐利的牙尖在咀嚼时受到较大的侧方力，可造成咬合创伤。牙邻面之间的缺损更易导致食物残渣嵌塞。这些都会对牙周组织的健康造成影响。此外，牙缺损、磨损、龋齿出现的锐利边缘还会造成相应部位的黏膜创伤，发生溃疡。牙缺失、缺损导致的咬合关系紊乱，可累积咀嚼肌和关节，引起颞下颌关节的病损，出现疼痛、弹响、运动不畅等。龋齿穿通牙髓可使感染顺势进入牙根末端，引起根尖感染，严重时根尖的感染可扩散至口腔甚至颌面部的其他组织间隙。

牙的健康不仅局限于口腔局部，还与全身健康有千丝万缕的联系。口腔疾病可引起其他部位的疾病，比如龋齿引发牙髓炎和根尖周炎，可作为病灶引起颌面部的感染和心内膜炎等。牙周问题也与全身健康密切相关，如导致牙周炎的细菌可引起风湿性心脏病。研究表明，口腔疾病与糖尿病、冠心病、胃部疾病、新生儿低体重等的发生有关。

牙健康的意义不只是对身体、对个人而言的，还与心理健康和社会发展有关。一方面，健康的牙与言语和面容有关，直接影响日常交流和交际，对自信心和心理健康的建设有重要意义。另一方面，牙保健意识是一个国家民众健康意识的重要组成部分，牙健康的防治水平是衡量社会发展的重要因素。牙健康的意义由小见大，值得每个人在日常生活中给予更多关注。

九、牙的排列和形状会遗传吗？

牙的排列和形状都可能受到遗传的影响，如父母有"地包天"、牙拥挤错位、先天缺牙、过大牙、过小牙情况，孩子也可能出现类似的情况。由于这些变异还与环境因素有关，因此孩子牙的排列和形状也可能与父母有区别。

十、牙可以换几次？

正常情况下，人的牙只能换一次，也就是说人只有乳牙列和恒牙列两副牙列。恒牙脱落后，脱落的部位不会再有牙萌出。

动物在由低等向高等进化过程中，由于生活环境和功能的需要，牙的演化具有以下特点：牙形由单一同形牙向复杂牙演化；牙数目由多变少；牙的替换次数由多牙列向双牙列演化；牙由广泛分布至逐渐集中于上、下颌骨；牙根从无到有。如鲨鱼的牙终生都在不停地脱落和更换。同一种类的鲨鱼，口内所有牙的形状都一样。哺乳动物的牙已经演化成为双牙列，一生只能够替换一次，且不同部位的牙形状不同。

十一、人通常长多少颗牙？

乳牙一共有 20 颗，上颌牙 10 颗，下颌牙 10 颗。不计算智齿的情况下，恒牙一共有 28 颗，其中上颌牙 14 颗，下颌牙 14 颗。智齿最多 4 颗，可位于上颌牙和下颌牙的左右尽头。不一定人人都有智齿。由于智齿数目的变化，恒牙数目为 28~32 颗。

十二、为什么我的牙数目和周围多数人不一样？

生理和病理因素均可导致人与人之间牙的数目不同。由于智齿萌出的数量因人而异，不同人的恒牙数目也不一定相同。这种由于智齿导致的牙数目不同是人类进化的结果，一般不会对人有不良影响。

除了智齿以外的牙数目有异常时，就是病理性的牙数目异常。当乳牙的个数多于或者少于 20 颗时，称为乳牙的牙数目异常，包括牙数目不足和牙数目过多。牙数目不足又称为先天缺牙，分为个别牙缺失、多数牙缺失和先天无牙症。乳牙列发生先天缺牙的概率比较低，为 0.1%~0.7%。牙数目过多又称为额外牙，在乳牙列中发生较少。同样地，对于恒牙而言，当除智齿以外的牙少于 28 颗时，称为牙数目不足，分为个别牙缺失、多数牙缺失和先天无牙症，发生率高达 2.3%~9.6%。当除智齿以外的牙多于 28 颗时，称为牙数目过多，又称额外牙，发生率为 1%~3%。

单个牙的缺失多因牙胚发育障碍引起。多数牙缺失和全口牙缺失常与遗传有关，这种情况常伴有全身其他部位的异常。额外牙病因不明，推测与遗传和牙胚发育异常有关。

病理性的牙数目异常会不同程度地影响人的咀嚼功能、牙列形态等，甚至影响人的容貌，给患者生理和心理造成损害，因此要根据个人情况选择不同的治疗手段。

十三、怎么看懂口腔科医生的牙位密码？

口腔科医生在检查牙时，需要使用通用的方法对牙的分区位置进行记录，以便明确需治疗的患牙的位置。常用的记录方法包括国际牙科联合会系统、部位记录法、Palmer 记录法以及通用编号系统。让我们一起来读一读这些牙位密码吧。

图 1-2 显示的是采用国际牙科联合会系统标注的不同牙。这个系统把成人的牙分为 1~4 四个不同的区域。其中，1 代表右上区；2 代表左上区；3 代表左下区，4 代表右下区。在不同的区域内，从前向后，牙被分别被标记为 1~8 号。根据这个系统的编码规则，每颗牙均采用区域号加牙号的方法来定位，比如 15 指的就是右上颌第二前磨牙。类似地，小孩的乳牙也分为 4 个区，分别标记为 5~8 区。因为乳牙只有 5 颗，所以从前向后分别被标记为 1~5 号。因此，55 指的是右上颌第二乳磨牙。

有的口腔科医生还会用 A5 来指代右上颌第二前磨牙，那是因为他采用了部位记录法（图 1-3）。部分记录法与国际牙科联合会系统的规则类似，区

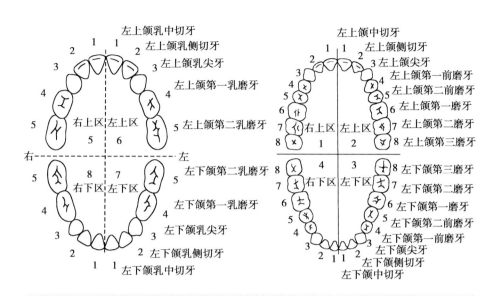

图 1-2 国际牙科联合会系统

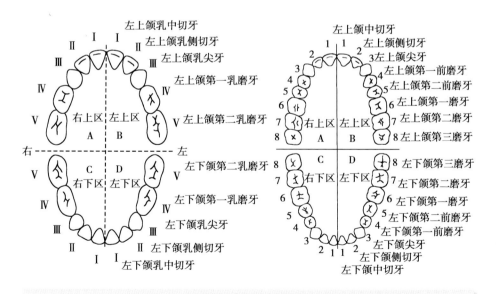

图 1-3 部位记录法

别在于：①该系统无论恒牙乳牙均用 A、B、C、D 来表示四个区域；②依次使用罗马数字从前向后标记乳牙。

在了解了国际牙科联合会系统和部位记录法后，Palmer 记录法就很容易掌握了（图 1-4）。唯一不同的是，左上、右上、左下、右下区域分别以"⌐""⌐""⌐""⌐"表示。在 Palmer 记录法中，右上颌第二前磨牙的正确表示方法是 5⌐。

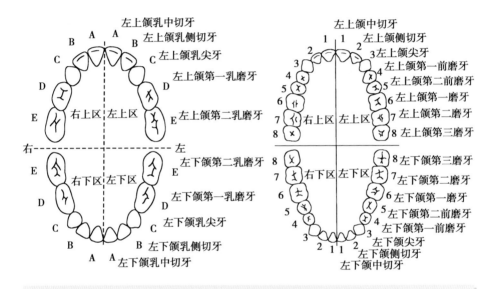

图 1-4　Palmer 记录法

通用编号系统和上面提到的所有编号系统都不一样。这个系统从右向左，从上到下对全口所有的牙依次编号，恒牙使用数字，而乳牙使用英文字母（图 1-5）。使用这个系统，5 代表右上颌第一前磨牙，16 代表左上颌第三磨牙。

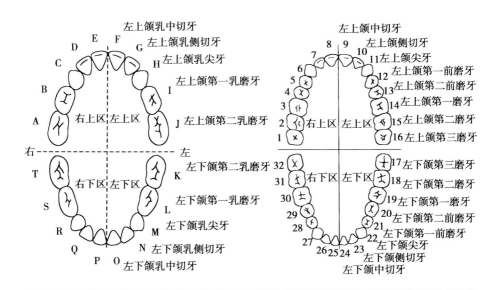

图 1-5　通用编号系统

十四、不同位置的牙功能是否不一样？

食物进入口腔，由前至后，逐步从大块变得精细，以便于胃肠的消化吸收，需要不同类型的牙"协调作战"才能顺利完成。牙位于口腔的位置不同，其功能也不同。切牙位于口腔的前部，起着"打头阵"的作用，主要功能为切割食物。尖牙位于切牙旁，在口角的位置，主要功能是穿刺和撕裂食物。前磨牙位于尖牙之后，起着重要的协调作用，包括协助前面的尖牙撕裂食物及协助后面的磨牙捣碎食物。磨牙是口腔中承担咀嚼力最大的牙，其作用是磨碎食物。

十五、为什么牙一颗都不能少？

每颗牙虽然是独立的个体，但与周围的牙通过肩并肩的排列形成紧密的联系，有助于牙在承担咬合力时分散给相邻的牙，并维护口颌系统的稳定。单颗牙缺失看似事小，然而空缺部位两侧的牙会向空缺处倾斜，空缺上方或下方的牙也会向空缺处伸长，造成食物嵌塞、龋齿、咬合创伤、牙龈萎缩、牙松动等多种不良后果，时间长了还可能出现空缺的空间越变越小，想安假牙但无空间可安的情况。

十六、孩子多大开始长乳牙？

最早萌出的乳牙多为下颌乳切牙，萌出时间通常在孩子 6~9 月龄。乳牙通常在孩子 2 岁半至 3 岁完全萌出。孩子出生后 1 年内萌出第一颗乳牙均属于正常范围。超过 1 岁未见第一颗乳牙萌出，或超过 3 岁乳牙尚未全部萌出，则为乳牙迟萌。

乳牙的萌出有一定的顺序和时间，从第一颗乳牙萌出到乳牙长齐通常需要 2 年左右。通常情况下，乳中切牙最先萌出，接着依次为乳侧切牙、第一乳磨牙、乳尖牙、第二乳磨牙。下颌牙的萌出时间一般早于上颌牙。牙的萌出常左右对称同时萌出。

十七、孩子多大开始长恒牙？

最早萌出的恒牙多为下颌第一磨牙，即我们常说的"六龄牙"，萌出时间通常在儿童 6 岁前后。恒牙通常在儿童 12~13 岁左右完全萌出。个别恒牙迟萌通常继发于乳牙的病变、过早脱落或滞留。乳牙的过早脱落导致牙龈增生，增加了下方恒牙破龈萌出的阻力，致使继承恒牙萌出困难。最常见上颌乳切牙的过早脱落，造成切牙迟萌，其次是乳尖牙和乳磨牙的过早脱落，造成尖牙和前磨牙的迟萌。

针对具体的牙位置，若超过以下时间仍未萌出，有可能是恒牙迟萌：上颌中切牙 10 岁，上颌侧切牙 12 岁，下颌尖牙及上颌前磨牙 14 岁，上颌尖牙及下颌前磨牙 15 岁。

十八、为什么孩子换牙不是一下就完成?

换牙是一个漫长的过程,从孩子第一颗恒牙"六龄牙"萌出,到所有乳牙脱落、恒牙列完全萌出,通常要经历 6 年左右的时间。

恒牙的生长顺序与乳牙有所不同,但也遵循着一定的顺序,上颌依次为:第一磨牙、中切牙、侧切牙、第一前磨牙、尖牙、第二前磨牙、第二磨牙。下颌依次为:第一磨牙、中切牙、侧切牙、尖牙、第一前磨牙、第二前磨牙、第二磨牙。同乳牙一样,下颌恒牙的萌出时间一般早于上颌恒牙。牙萌出常为左右对称同时萌出。

牙萌出顺序常出现变异,恒牙最常见的是下颌第一前磨牙先于下颌尖牙萌出,其次是上颌第二前磨牙与上颌尖牙萌出顺序的改变。乳牙可见乳侧切牙先于乳中切牙萌出等情况。

十九、如何区别乳牙和恒牙?

1. 乳牙与恒牙的数目不同　正常情况下,人的乳牙有 20 颗,上、下颌左右两侧各 5 颗。对于恒牙,由于智齿萌出的个数因人而异,因此人的恒牙有 28~32 颗不等。

2. 乳牙与恒牙的外形不同

(1)色泽:乳牙的牙冠呈青白色或近白色,恒牙呈微黄白色。

(2)大小:乳牙会被同名的恒牙替换,相比于继承的同名恒牙,乳牙比恒牙小。

(3)形态:乳牙暴露在口腔的牙冠高度比恒牙短,看起来扁长一些,并且在靠近牙龈的部分有一个比较明显的突起。

(4)磨耗度:由于乳牙萌出早又容易磨耗,牙尖等部分磨耗往往比恒牙重。

3. 乳牙与恒牙的组织学特点不同　乳牙牙釉质厚度约为同名恒牙的1/2，有机物含量高于恒牙，耐磨性和耐酸性均弱于恒牙。乳牙牙本质矿化程度亦不如恒牙好，硬度低于恒牙。

4. 乳牙与恒牙在口腔内的存留及作用时间不同　乳牙在口腔中存在的时间为6月龄至12岁。其中，在6月龄至6岁之间，人的口腔中只有乳牙存在，称为乳牙列阶段。乳牙是幼儿的咀嚼器官，由于牙咀嚼的功能性刺激，可以促进颌骨和牙弓的发育，并且反射性地刺激唾液分泌，有助于食物的消化和吸收。6岁时，儿童开始换牙，乳牙依次脱落，恒牙依次萌出，直到12岁，所有的乳牙都被恒牙代替。因此，在6~12岁之间，口腔内同时有乳牙和恒牙存在，称为混合牙列阶段，这个阶段是恒牙咬合建立的关键时期。同时，由于新萌出的恒牙矿化程度低，容易发生蛀牙，因此这个阶段要更注意防龋。

正常情况下，12岁以后人的口腔中存在的牙全部都是恒牙，并且伴随人的一生，行使咀嚼功能。如果有个别乳牙未脱落，称为乳牙滞留，要视情况考虑拔除或者保留。

二十、听说恒牙和乳牙没什么关系，反正要换牙，乳牙出问题了不用太着急。这种观点有道理吗？

这种观点是错误的。乳牙和继承恒牙的相对位置可用"楼上楼下"来形容，恒牙"头顶"上方即为乳牙的牙根，关系十分密切（图1-6）。乳牙龋坏，特别是继发根尖周炎，对继承恒牙有着严重的影响。恒牙的牙胚就像"种子"一样，在乳牙下方生长发育，直至合适的时机"破土"萌出。若乳牙发生根尖炎症，导致牙根周围的骨破坏吸收，就如同把还未孵育成熟的

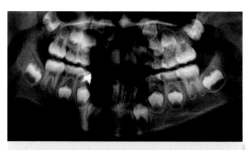

图1-6　混合牙列全口牙位曲面体层X线片

恒牙"种子"上方的"土"挖走，引起恒牙过早萌出，早萌的恒牙通常非常松动，还常伴有牙釉质发育或矿化不良。此外，乳牙的存在起着为恒牙萌出"占座位"的作用，同时也指引其下方恒牙的萌出方向。若乳牙过早脱落，引起隔壁的牙向缺失的空隙移动，本来为下方恒牙预留的空间减小，下方恒牙为了找寻更宽阔的萌出空间，只能退而求其次，异位萌出，导致牙排列错乱。

二十一、为什么"六龄牙"非常重要？

我们常说的"六龄牙"也就是第一磨牙，通常在儿童 6 岁左右萌出，是口腔内最早萌出的恒牙。正因为它是第一颗萌出的恒牙，其他牙相继在它的前后位置萌出，因此健康完整的"六龄牙"对其他牙在正常位置萌出起着重要的引导作用。

"六龄牙"位居牙弓靠后的位置，是咬合力作用的中心点，承担主要咬合功能，发挥着"承重墙"的作用，对维持上、下颌牙齿的正常排列和正确的咬合关系，保证颌面部发育的丰满具有重要意义。因此，对"六龄牙"应加倍爱护，勿将其认作乳牙，以为要更换而拖延治疗，引起不必要的不良后果。

（张凌琳　郑庆华）

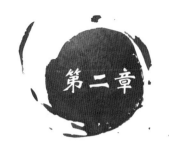

第二章

常见牙体牙髓病

一、"虫牙"就是龋病？

龋病俗称"虫牙"（图 2-1），是人类口腔的常见病、多发病，引起龋病的主要因素有细菌、牙菌斑、食物以及牙所处的环境等。细菌是引发龋病的"罪魁祸首"，就是老百姓说的"虫子"。口腔细菌可以把食物里的糖转换成酸性物质。这些酸性物质在牙表面不断地堆积，会一点点地破坏牙，造成牙脱矿、变软，最终导致龋洞的形成。因此，少吃糖，进食后尽快刷牙、漱口以去除口腔内残余的食物，能够有效保护牙免受细菌的侵袭。

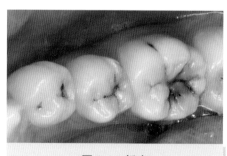

图 2-1 龋病

二、牙为什么会着色？

在牙发育期间，因各种原因导致牙着色称为着色牙，分为外源性着色牙和内源性着色牙两大类。

外源性着色牙是进入口腔的外来色素或口腔中细菌产生的色素在牙表面或修复体表面沉积导致的牙着色。常见于有长期喝茶、喝咖啡、吸烟或咀嚼槟榔等生活习惯的人群。口腔卫生不良的人群由于牙菌斑滞留在近龈缘处或牙邻接面，也经常出现着色。长期使用氯己定或高锰酸钾溶液漱口的人群也容易导致牙着色。

内源性着色牙是因为受到病变或药物的影响，牙内部结构发生的着色，常伴有牙发育的异常。常见于牙釉质发育期存在严重营养障碍或母婴疾病，长期服用四环素类药物导致四环素牙（图 2-2），儿童时期生活在高氟区出现氟斑牙（图 2-3），牙外伤导致牙髓坏死后牙着色，中老年人群存在明显的磨损、磨耗以及银汞修复过的牙。

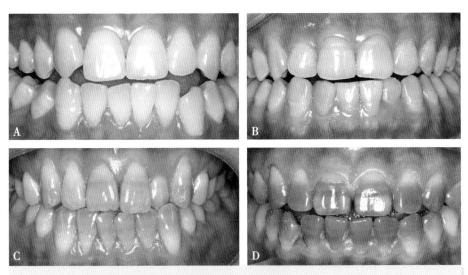

图 2-2 四环素牙
A.轻度四环素牙 B.中度四环素牙 C.重度四环素牙 D.极重度四环素牙

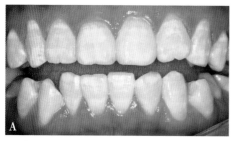
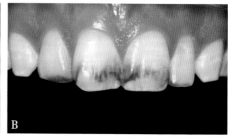
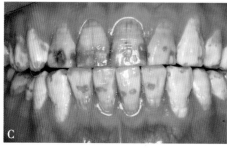

图 2-3　氟斑牙
A.轻度氟斑牙　B.中度氟斑牙
C.重度氟斑牙

三、"花斑牙"就是氟牙症吗？

人们常说的"花斑牙"一般是指氟牙症，是指牙形成时期过多摄入氟化物引起的牙釉质发育异常，又称氟斑牙或斑釉牙（图 2-3）。

氟牙症是地区性慢性氟中毒的突出症状，临床表现为在同一时期萌出牙的牙釉质上有白垩色、褐色的斑块，严重者还并发牙釉质的实质缺损。

氟斑牙发生的主要原因是在牙生长发育时期（7 岁以下儿童）长期居住在高氟地区，通过饮用高氟水，食用含氟量高的粮食、水果、蔬菜，吸入高氟空气等导致过量氟的摄入所致。

四、为什么遇冷、遇酸牙就不舒服？需要治疗吗？

有的人在冬天呼吸冷空气、夏天吃冰淇淋、喝酸奶、用冷水刷牙时明显感觉牙有酸痛不适，这种现象常常是由牙本质敏感引起的。

牙本质过敏症是牙在受到外界刺激，如温度（冷、热）、化学物质（酸、甜）以及机械作用（摩擦或咬硬物）等所引起的酸痛症状。这种症状是多种牙体疾病共有的一种症状，许多患者以此为主诉去医院口腔科就诊。40 岁左右的人群容易发生牙本质过敏症。

由于牙本质过敏症是多种牙体疾病共有的一种症状，其病因与牙本质暴露等局部因素有关外，还与生物钟节律变化、应激性增高（敏感症状随健康和气候的变化而变化）等全身因素有关。凡是可以引起牙本质暴露的各种疾病，比如磨耗、楔状缺损、牙折、龋病以及牙周萎缩致牙颈部暴露都是牙本质过敏症的病因。

牙本质过敏症是否需要治疗，要根据敏感程度、个人愿望决定，可根据其发生部位、面积的大小，可能的病因等采用不同的方法处理。常用的自主（家庭）式治疗措施是用大蒜、茶叶、核桃仁、含氟牙膏反复涂擦敏感部位。专科治疗需要在医疗机构进行，常采取用氟化物、氯化锶、氟化氨银、碘化银、树脂类脱敏剂等化学凝固封闭剂脱敏，或者利用激光的热效应封闭敏感部位的牙本质小管。对有明显缺损、脱敏效果欠佳的牙，就要采用充填术或全冠来治疗了。

五、牙釉质发育不全可以预防吗？

牙釉质发育不全指在牙发育期间，由于全身性疾病、营养障碍或严重的乳牙根尖周感染所致的牙釉质结构异常，表现为牙面常有带状、窝沟状实质性缺损，或者白垩状牙釉质，而牙形态完整。由于牙釉质受到损害，故牙体表面易磨损、易发生龋坏、牙敏感、不美观（图 2-4）。

引起牙釉质发育不全的原因有：①孕妇或婴幼儿严重营养障碍（维生素A、维生素 C、维生素 D、钙、磷的缺乏）、内分泌失调（甲状旁腺与钙、磷代谢异常）、婴儿和母体的感染性疾病（儿童患水痘、猩红热，严重的消化不良，孕妇患风疹、毒血症等）；②由于乳牙根尖周严重感染，导致继承恒牙釉质发育不全。因此，孕期及儿童 8 岁之前是牙釉质发育不全发生的高风

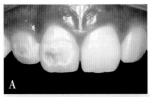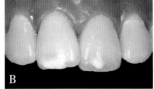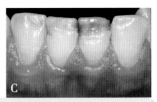

图 2-4 牙釉质发育不全
A. 牙釉质发育不全 B. 牙釉质矿化不全 C. 牙釉质发育不全伴矿化不全

险期。

由于牙釉质发育不全是发育性疾病，维持母体和婴幼儿的健康就非常重要，要避免发生营养不良、内分泌失调、感染性疾病。特别是乳牙龋病，要早期治疗以避免根尖周炎影响恒牙胚。

牙釉质发育不全的治疗要依照缺陷的程度和症状而定。无实质性缺损的患牙无需处理，但应注意口腔卫生，养成良好的口腔卫生习惯，合理使用防龋牙膏等口腔保健品。有缺损而冠外形无明显改变者，可用复合树脂或复合体材料修复。牙冠外形明显异常，可用复合树脂覆盖牙面、烤瓷贴面或全冠修复。

六、遗传性乳光牙本质会遗传给下一代吗？

遗传性乳光牙本质又称遗传性牙本质发育不全（图 2-5），发病率 1/6000~1/8000。这类患者的牙主要表现为牙本质的钙化异常和缺陷，牙釉质发育正常，但易从牙本质表面分离脱落，使牙本质外露而致牙冠磨损。患者牙萌出时，其形态、大小可正常，但牙冠呈微黄色半透明，并逐渐变成乳光色或浅黄色外观。由于牙本质的矿化缺陷，牙冠易脱落，引起牙严重磨损。对此，尚无有效的药

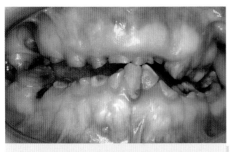

图 2-5 遗传性乳光牙本质

物能治疗。

遗传性乳光牙本质是常染色体显性遗传方式，患者子女患病概率为 1/2。由于牙是在出生后出现，可以利用产前基因诊断的方法判断胎儿是否有致病基因及出生后是否发病。

在临床上，该病与四环素牙有些相似，简单有效的鉴别方法是用紫外线灯照射四环素牙，可观察到激发荧光。治疗上主要是防止牙的病理性磨耗，保护好牙冠。前牙可用罩冠或光固化复合树脂修复，后牙可做全冠修复。由于牙本质本身硬度不足，单独的局部修复治疗效果常常不佳。患牙也不宜做桥基牙或正畸矫治，因为患牙在承受压力时极易根折。

七、为什么有的人门牙是半月形的？

门牙呈半月形，可能是患了先天性梅毒牙。先天性梅毒牙是梅毒的重要临床特征。梅毒是由梅毒螺旋体引起的具有传染性的疾病。先天性梅毒牙是胎儿在妊娠期由感染的母体直接传播，被感染的儿童常伴有牙形态发育异常和间质性角膜炎甚至失明，还可伴中耳炎、耳聋等。临床上，先天性梅毒牙可表现为半月形切牙、桑葚状磨牙、蕾状磨牙等（图2-6）。主要见于恒牙，乳牙极少发生。10%~30% 的先天性梅毒患者有牙病损。

治疗先天性梅毒牙可采用光固化复合树脂或全冠修复，恢复牙冠形态，改善美观，恢复咀嚼功能。妊娠早期治疗梅毒，是预防先天性梅毒的有效方法。妊娠期用抗生素治疗梅毒，95% 的婴儿可以避免先天性梅毒罹患，从而防止梅毒牙的发生。

梅毒牙多见于恒牙列，少见于乳牙列的可能原因有：①梅毒对组织损害最严重的时期，是在胚胎末期及出生后第 1 个月；②如果梅毒在胚胎早期即严重侵犯组织，则可导致胎儿流产，自然不会遗留畸形牙；③梅毒螺旋体不易经过胎盘直接作用于胎儿。

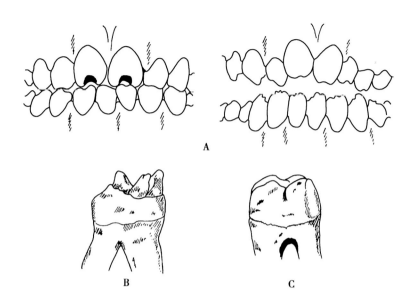

图 2-6　先天性梅毒牙
A.半月形切牙　B.桑葚状磨牙　C.蕾状磨牙
［引自樊明文主编《牙体牙髓病学》（第 4 版）人民卫生出版社］

八、什么是畸形中央尖？

畸形中央尖是一种牙发育异常，表现为颌面中央窝处圆锥形突起，多发生在下颌前磨牙，特别是第二前磨牙，往往对称发生（图 2-7）。一般没有症状，但中央尖折断或磨损后，可出现肿痛，甚至影响牙根发育。

临床上，对圆钝而无妨碍的中央尖可不处理。尖而长的中央尖容易折断或磨损而暴露牙髓，可在麻醉和严格的消毒下，将此尖一次磨除，然后制备洞形，按常规进行盖髓治疗。也可以多次少量调磨中央尖，从而避免中央尖折断或过度磨

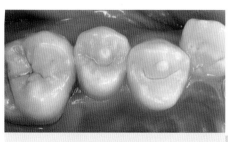

图 2-7　畸形中央尖

损，且可在髓角部形成足够的修复性牙本质而免于露髓。已经引起牙髓或根尖周病的，为保存患牙并促使牙根继续发育完成，可采用根尖发育形成术或根尖诱导形成术。牙根过短伴尖周严重感染者应拔牙。本病暂无有效预防措施，可以早发现早诊断。

九、牙内陷有害吗？

牙内陷是牙发育时期成釉器过度卷叠或局部过度增殖深入到牙乳头中所致，多见于上颌侧切牙。根据牙内陷的深浅程度和形态变异，可以分为畸形舌侧窝、畸形根面沟、畸形舌侧尖、牙中牙四种类型（图 2-8）。牙存在的这些结构缺陷对牙行使正常功能和维护口腔卫生是不利的，越早处理越好。医生会根据牙内陷的类型进行相应治疗。

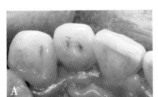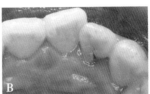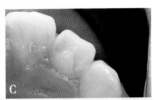

图 2-8　三种不同类型的牙内陷
A. 畸形舌侧窝　B. 畸形根面沟　C. 牙中牙

十、牙上的突起需要治疗吗？

磨牙上偶尔可见有明显的突起，多是由于错位的成釉细胞异常分化而成的牢固附着于牙骨质表面的釉珠（图 2-9），大小似粟米状，呈球形，常见于磨牙根分叉内及其附近或釉牙骨质界附近的根面上，易引起牙龈炎。没有特殊症状时，不必要看医生。一般不必治疗，必要时可将其磨除。

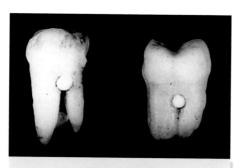

图 2-9　釉珠
［引自樊明文主编《牙体牙髓病学》
（第 4 版）人民卫生出版社］

十一、楔状缺损是刷牙引起的吗？

　　楔状缺损是由于牙唇、颊侧颈部的硬组织发生缓慢消耗而形成类似楔形的组织缺损（图 2-10），因常呈楔形而得名，常见于中老年人。发生楔状缺损主要与牙颈部承受的咬合应力导致的疲劳、牙颈部结构的薄弱、酸对颈部的作用有关，再加上刷牙时用力过大、毛刷太硬或者横着刷牙，就有可能引起楔状缺损。因此，对个人来说，正确的刷牙方法是预防楔状缺损的重要措施，应改正横刷牙习惯，选用较软的牙刷和磨料较细的牙膏。

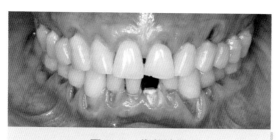

图 2-10　楔状缺损

十二、什么是牙隐裂？

牙隐裂是牙冠表面的非生理性细小裂纹，见于中老年人，常因患者咬合疼痛而就诊（图2-11）。发生牙隐裂常常是因为牙窝沟、釉板等结构存在薄弱环节和过于陡峭的牙尖，加上咬硬物等创伤性殆力的作用而导致。牙隐裂防不胜防，若出现定点性咀嚼剧痛，应及时寻求医生帮助。

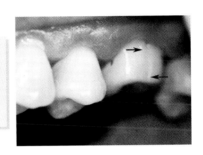

图2-11　牙隐裂（箭头示）
［引自樊明文主编《牙体牙髓病学》（第4版）人民卫生出版社］

十三、什么是牙磨损？

牙磨损是指单纯机械摩擦作用而造成的牙体硬组织慢性磨耗，分为咀嚼磨损和非咀嚼磨损。如果磨损是正常咀嚼过程中造成的生理性磨损称为咀嚼磨损，又称为磨耗。其他不是正常咀嚼过程所致的磨损，为一种病理性磨损，统称为非咀嚼磨损。磨损常发生于中老年人，与夜磨牙、咬合关系紊乱、喜食硬物等不良习惯有关。磨损可能会带来牙敏感、咬合不适、颞下颌关节紊乱病等。因此，若出现了上述问题，要积极寻求医生的帮助，以免带来后续的并发症。

十四、什么是酸蚀症？喜欢吃酸的东西就会患这种病吗？

酸蚀症是指牙受酸侵蚀，牙体硬组织发生进行性丧失的一种疾病

（图 2-12）。酸蚀症一直以来被认为是与酸雾或酸酐接触的人员的一种职业病，但这种认识是片面的。酸蚀症实际上是由许多以酸的作用为主要病因而导致的牙体硬组织丧失，比如不正确饮用碳酸饮料、长期服用维生素 C 等酸性药物、胃食管反流、经氯气处理的游泳池水等均可引起酸蚀症，其中以酸性饮食最为常见。所以，喜欢酸的东西没问题，关键是正确饮食。

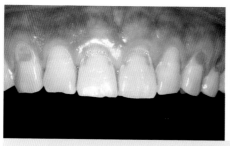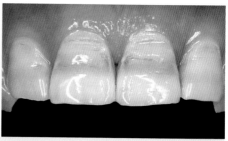

图 2-12　酸蚀症

（刘建国）

十五、牙外伤有哪些表现？

牙外伤是生活中比较常见的一种意外，是指因外力导致的牙急性损伤。多见于滑倒摔伤、打架、运动摔伤、进食时咬到沙石等情况，在儿童和青少年人群中较多发生。牙外伤有轻有重，有的只是轻微疼痛、牙龈出血，叫牙震荡，有的则表现为牙折断，甚至移位、脱落。牙外伤发生时，不管何种情况，都要及时到医院就诊，越早就诊越好，避免造成更严重的后果。

十六、为什么孩子上颌门牙之间多长了一颗牙，而且像圆锥形，正常吗？

孩子上颌门牙之间多长一颗像圆锥形的牙是常见的一种现象，在医学上属于额外牙（图2-13）。正常人全口牙除了20颗乳牙（乳切牙8颗，乳尖牙4颗，乳磨牙8颗）和28~32颗恒牙（切牙8颗，尖牙4颗，前磨牙8颗，磨牙8~12颗）外，凡超过此数而额外长出来的牙，医学上称为额外牙。

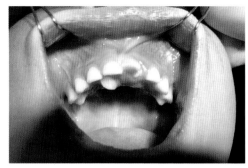
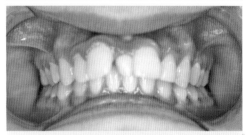

图2-13　额外牙

额外牙多见于换牙期和换牙后儿童，可在牙床中的任何部位多生一颗或几颗牙，但大多数位于上颌中切牙之间或在其腭侧。上颌中切牙区的额外牙常先于上颌中切牙萌出，因此影响了恒牙的正常排列。也有的额外牙埋藏在上颌骨中而不萌出。萌出者应及早拔除，空余的间隙需关闭。若在中切牙未萌出前拔除，一般可以防止上颌中切牙错位。否则将萌出在中切牙之间或腭侧，会造成前牙拥挤、上颌中切牙间有较宽的间隙等畸形。

十七、上颌门牙旁有两颗小小的牙，又小又尖，总觉得有点不协调，正常吗？

上颌门牙两旁的侧切牙出现小牙的现象比较常见，也是好发牙位，这种牙在医学上叫过小牙，是明显小于正常牙的牙，且形态多为锥形，又称锥形牙。

过小牙或锥形牙统称牙过小畸形，可分为个别牙过小和普遍性牙过小。多见于上颌侧切牙、上颌第三磨牙、额外牙。若为综合征的一种表现，除某些牙过小之外，还有口腔或全身的其他异常现象。发生的原因多与遗传有关，普遍性牙过小多见于侏儒症、外胚层发育不良、Down 综合征等。

因为这类牙有碍美观，有时也影响发音和切咬功能，所以应到医院就诊，及时处理。但是，有的牙过小畸形除了影响美观外，无任何其他妨碍，对身体健康没有影响，也可不处理。

十八、上颌门牙特别大，与周围的牙很不协调，需要处理吗？

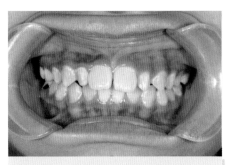

图 2-14　上颌中切牙为过大牙

上颌中切牙（俗称"门牙"）出现与周围牙不协调的特别大的情况，医学上叫过大牙，又叫牙过大（图 2-14）。这种牙形态与正常牙相似，但体积较正常牙显著过大，可分为个别牙过大和普遍性牙过大。个别牙过大多见于上颌中切牙和下颌第三磨牙，其发生的原因目前尚不清楚。普遍性牙过大表现为全口所有牙都较正常的牙大，其发生的原因多见于巨人症。牙过大除了美观外，对身体健康没有影响可不处理。

十九、孩子出生时就在下颌长了一颗门牙，近期吃奶吮吸时总哭，后来发现舌头下面被牙磨烂了，如何处理？

新生儿一出生就有牙或是出生不久后即长牙，医学上称为乳牙早萌，属于牙早萌的一种，其原因不明。这种婴儿出生时口腔内已有的牙叫做诞生牙，出生后不久萌出的牙为新生牙。

早萌的乳牙多为下颌门牙。这种牙可能是正常的乳牙，因萌出的时间早于正常萌出时间，牙根发育比较短，尚不足根长的 1/3，或根本没有牙根，极易松动。因此，不论早萌乳牙是否为正常牙，只要有松动或自行脱落的可能性，就应及早请医生拔除。松动不明显的早萌乳牙，应尽量保留。如无松动但影响吸吮，妨碍吃奶，或咬伤口腔黏膜而形成溃疡时，可暂停哺乳改用汤匙喂养，溃疡处应涂药。

二十、七八岁换门牙，但上颌门牙掉了 1 年多，新牙却没有如期而至，是怎么回事？

如果孩子到了换牙期，但新牙却迟迟不长，家长会很担心，其实这种现象较常见。每个孩子牙萌出的时间各有不同（表 2-1，表 2-2），这与种族、性别、地域、个体发育等因素相关，比如女孩的牙萌出往往较男孩早。但是，如果比平均该长牙的年龄晚了 12 个月还没有长牙的话，那就是牙迟萌。造成牙迟萌的原因很多，如乳牙病变、早失、滞留，最常见于上颌中切牙萌出迟缓；多生牙、牙瘤和囊肿的阻碍；恒牙发育异常牙根弯曲等。全身因素如颅骨、锁骨发育不全，先天性甲状腺功能低下症等也可造成牙迟萌。此外，婴儿出生后超过 1 周岁仍没有长一颗牙，或者儿童超过 3 周岁乳牙也没有长全都是一种牙迟萌现象，称为乳牙迟萌。因此，如果孩子比平均牙萌出年龄晚了 12 个月还不长牙，就需要看医生了。

表 2-1　乳牙萌出时间

	乳中切牙	乳侧切牙	乳尖牙	第一乳磨牙	第二乳磨牙
上颌	7.5 月龄	9 月龄	18 月龄	14 月龄	24 月龄
下颌	6 月龄	7 月龄	16 月龄	12 月龄	20 月龄

表 2-2　恒牙萌出时间

	中切牙	侧切牙	尖牙	第一前磨牙	第二前磨牙	第一磨牙	第二磨牙	第三磨牙
上颌	7~8 岁	8~9 岁	11~12 岁	10~11 岁	10~12 岁	6~7 岁	12~13 岁	17~21 岁
下颌	6~7 岁	7~8 岁	9~10 岁	10~12 岁	11~12 岁	6~7 岁	11~13 岁	17~21 岁

二十一、孩子为什么长了双排牙？

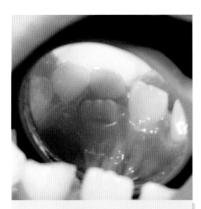

图 2-15 双排牙

儿童约从 6 岁左右开始换牙，这个时期很多家长都会发现孩子下颌乳门牙开始松动，但始终没有脱落，仔细观察在没有脱落的乳牙后面，已经萌发了两颗小新牙，出现双排牙现象（图 2-15），这是因乳牙、恒牙不正常替换而形成的。多见于混合牙列时期，最常见的是下颌乳中切牙滞留，后继中切牙于舌侧萌出，乳牙滞留于唇侧。有时上颌恒牙也可在乳牙的唇侧萌出，看起来也像双排牙。出现这种情况一些家长认为是钙质过多的缘故，其实这与钙质的多少没有关系。其原因是由于食物吃得太精细，颌骨发育增长得到的生理刺激不够，得不到合理锻炼的乳牙不松动脱落，恒牙只能从乳牙后面冒出，就形成了一前一后两排牙。

如果不及时处理的话，双排牙可能会带来一些危害，比如导致新生恒牙位置方向异常，甚至无法萌出，这对孩子颌骨发育、面部美观、咀嚼效果、消化吸收、口腔卫生，甚至对心理健康都会造成影响。双排牙不仅不利于牙清洁卫生，容易形成牙垢和牙石而造成孩子的口臭，也可能诱发龋齿、牙髓炎、根尖周炎等口腔细菌性疾病。因此，遇到乳牙滞留形成的双排牙，家长要及时带孩子到医院拔除滞留乳牙，给恒牙的生长腾出位置，使正常发育的恒牙有充足的生长空间，就不会有太大影响。已经出现牙排列不齐时，需要在孩子恒牙换完之后进行口腔正畸治疗，一般矫正的最佳年龄段为 12~16 岁。

二十二、两颗牙长在一起成了"连体双胞胎"，这是什么牙？

随着孩子的生长发育，牙陆续萌出，乳恒牙更替，这是再正常不过的自然规律。但是，有时候会长出一些看上去不太正常的牙，家长会很困惑。如一颗新长出来的牙看着就像两颗牙连在了一起，或者一颗牙从中间裂开，像是分裂成了两颗小牙，这是什么牙？到底是一颗牙还是两颗牙呢？遇到这种情况，医生也真的不好判断。

医学上将这种牙称为双牙畸形，是指牙在发育时期，由于机械压力因素的影响，使两个正在发育的牙胚融合或结合为一体的牙形态异常。根据形态和来源可分为融合牙（图 2-16）、双生牙（图 2-17）和结合牙（图 2-18）。

融合牙是两个正在发育的牙胚融合或结合为一体，也就是是两颗各自独立发育的牙合在一起变成了一颗牙。类似于双卵双生的连体双胞胎，融合牙可以是冠根完全融合，也可以形成冠部融合而根部分离，或冠部分离而根部融合。乳牙、恒牙均可以出现融合，乳牙列比恒牙列多见。

双生牙是由牙发育时的畸形导致，发育中的一颗牙分裂成为了两颗不同的牙，但有一个共同的牙根或根管，它们连接在一起，共同生长，类似于同卵双生的连体双胞胎。乳牙列和恒牙列均可发生，双生乳牙常伴继承恒牙

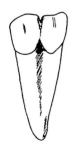
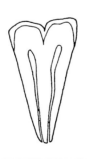

图 2-16　融合牙
［引自樊明文主编《牙体牙髓病学》
（第 4 版）人民卫生出版社］

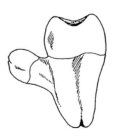
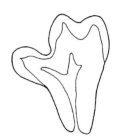

图 2-17　双生牙
［引自樊明文主编《牙体牙髓病学》
（第 4 版）人民卫生出版社］

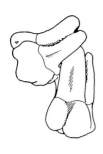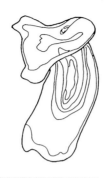

图 2-18 结合牙
[引自樊明文主编《牙体牙髓病学》
（第 4 版）人民卫生出版社]

缺失。

结合牙是两个或两个以上基本发育完成的牙，由于机械压力（如牙列拥挤）的影响，使两个牙根靠拢，由牙根部增生的牙骨质将其结合在一起而形成。可发生在牙萌出前，也可发生在牙萌出后。

有时候融合牙和双生牙很难判断，需要等到牙都长出来了，通过计算牙的数量，才好下定论。双牙畸形可能带来一些危害，可以导致儿童牙拥挤、牙之间产生不规则的间距和导致下方的恒牙出现问题或延迟萌出。因此，当发现有一颗双牙畸形存在的时候，应该及时到医院就诊，在医生指导下监控下方的恒牙，以确保它们能正常萌出。已到达继承恒牙萌出时间，但畸形的双牙仍滞留，可考虑拔除。发生在恒牙的双牙畸形，由于牙大且在联合处有深沟，影响美观，并容易患龋，可用光固化复合树脂处理，以改善美观。引起功能障碍时可行根管治疗并切除非功能牙。

二十三、牙髓炎是牙神经发炎吗？

中国有一句俗话："牙痛不是病，痛起来真要命。"这种牙痛就是我们常说的牙髓炎，是口腔中多发和常见的疾病之一，其主要特点为剧烈的难以忍受的疼痛，常常是由龋病发展而来。

当龋病发展到一定的深度，达到牙髓或接近牙髓时，牙洞内的细菌就可以直接或通过牙本质小管进入到牙髓腔内，引起牙髓炎。牙髓组织位于牙中央的空腔中，通过狭窄的根尖部的小孔与人体的其他部分相连。除根尖孔外，牙髓被坚硬的牙本质壁包围，所以发炎时不易建立引流，使炎性渗出物积聚，而牙本质壁缺乏弹性，限制了炎性组织的膨胀，使髓腔内压增高，压迫神经，从而产生剧烈的疼痛。

二十四、什么是急性牙髓炎？

急性牙髓炎以牙剧烈疼痛为主要症状，疼痛特点是：

1. 自发性阵发性剧痛 牙遇冷、热、酸、甜等刺激引起疼痛，有时没有外界刺激，也会剧烈疼痛，为痛一阵、歇一阵的间歇性发作。早期疼痛发作时间短，间歇时间长，到晚期则疼痛发作时间长，间歇时间短。

2. 疼痛发作夜间比白天严重 牙髓炎疼痛发作往往在夜间比白天更加剧烈，可能由于平卧时体位改变，牙髓腔内压力增加或牙髓末梢血管扩散所致。

3. 温度刺激可使疼痛加剧 无论在疼痛的间歇期或发作期，冷、热刺激均可激惹或加剧疼痛。一般来说，牙髓炎早期对冷刺激更为敏感，而晚期则对热刺激更为敏感。

4. 疼痛不能定位 患牙髓炎的患者，自己大都没有明确的部位感，不能明确地指出患牙所在的部位。常为放射性或牵涉性痛，整个患侧面部都是疼的。因此，患者分辨不清哪一颗牙为病牙，常将上牙痛误指为下牙痛，后牙痛误指为前牙痛。但是，这种放射痛不会发生在患牙的对侧，而是在患牙的同侧。

二十五、牙经常痛，是慢性牙髓炎吗？

慢性牙髓炎一般没有剧烈的自发性痛，但有轻微的钝痛，长时间遇冷、热刺激痛，除去刺激后疼痛要持续比较长的时间才逐渐消失。由于长期的发炎，炎症可波及根尖，患牙还可以有轻微的叩痛，患牙感觉咬合时不适。慢性牙髓炎可分为以下两种类型：

1. 慢性闭锁性牙髓炎　慢性闭锁性牙髓炎是临床上最常见的一种类型。由龋病感染而引起者，往往龋洞很深，接近或已达牙髓。有的牙髓已暴露，有的在除去软化牙本质后，牙髓即暴露。

临床表现为无明显自发性痛，但遇温度刺激或食物掉入龋洞时，会引起较为剧烈的疼痛，以致患者不想再继续进食。有的有定时的钝痛，如每到下午或清晨出现一阵放射性钝痛。由于慢性牙髓炎可以转变为急性牙髓炎，患者主诉有自发痛史。有的患者有夜间痛史，有的患者也可能完全无自发痛史。

2. 慢性增生性牙髓炎　儿童或青少年患者，由于根尖孔粗大，血运良好，牙髓组织抵抗力较强，患慢性牙髓炎而又有较大的穿髓孔时，由于长期轻度刺激，有时可引起牙髓增生性反应，此时牙髓组织通过穿髓孔向外增殖，形成牙髓息肉。临床可见大而深的息肉，用探针或挖匙触动时易出血，感觉较为迟钝。

一般无自发痛，有时患者感到进食时痛，或进食时易出血，因而患者不愿使用患牙咀嚼。由于长期不咀嚼食物，往往可以发现患侧有牙石堆积。患牙龋洞内有息肉。温度刺激所引起的疼痛不明显。

牙髓炎发作时，要及时就诊，把牙钻开，以减小牙髓腔内的压力。开髓减压后，剧痛就会骤减，然后再"杀神经"。很多患者在开髓、"杀神经"后，牙不疼了就觉得没事了，不坚持把治疗进行完。其实，这样的做法是不正确的。"杀牙神经"后一定要进行完善的根管治疗，然后酌情补牙或者戴烤瓷冠，才能保留住这颗失去神经的牙。

二十六、什么是根尖周炎？牙神经坏死了为什么牙还会痛？

根尖周炎也就是人们常说的牙根发炎，是发生在牙根尖周围组织的炎性疾病。根尖周炎常由牙髓炎发展而来，牙髓炎如未及时处理，细菌感染可经根尖孔扩散到牙根尖周围组织，引起根尖周炎，激惹根尖周神经，导致疼痛。此外，牙受到急剧的外力撞击时，根尖周组织也会受到猛烈的创伤，导致牙神经断裂、坏死，造成根尖周炎。这就是为什么牙神经坏死的死髓牙还会痛。不同类型的根尖周炎，其牙痛表现也不一样。根尖周炎有以下分类：

1. 急性根尖周炎

（1）急性浆液性根尖周炎：最初表现为轻微的钝痛，患牙伸长。若将患牙咬紧片刻后，疼痛可以暂时缓解。如炎症继续发展，根尖周处的炎症反应加重，则出现因咬合痛而不敢咬牙的症状。此时，咬紧牙不但疼痛不能缓解，反而使疼痛加重。疼痛的性质由原来的钝痛转为持续性自发痛，疼痛的部位较局限，患者能明确指出患牙。

（2）急性化脓性根尖周炎：又称急性牙槽脓肿，多由急性浆液性根尖周炎发展而来，也可由慢性根尖周炎转化而来。根据排脓途径有以下几个阶段：

1）根尖周脓肿：脓液局限在根尖部。临床表现为自发性、持续性跳痛，与血管搏动一致，疼痛较剧。咬合时先接触对𬌗牙，引起剧痛，影响进食。唇、颊侧根尖部黏膜潮红、压痛，但不肿胀。牙可有轻度松动，叩诊、触诊时疼痛明显。

2）骨膜下脓肿：炎症迅速向牙槽骨扩散，脓液经骨髓腔并穿透致骨板停留在骨膜下。因骨膜致密、张力大，疼痛可达最高峰。牙龈肿胀较前阶段明显，根尖区移行、皱襞变平，牙松动、触痛，晚期可触到深部有波动感。病区面颊部软组织呈反应性肿胀。

3）黏膜下脓肿：脓液穿透骨膜达软组织内，形成黏膜下脓肿。此时脓液已进入松软的组织中，内压比在骨膜下大大降低，疼痛明显减轻。脓液趋于表面，根尖部牙龈肿胀更加明显，呈半圆形隆起，有波动感，脓肿表浅且易溃破。脓肿溃破后，脓液自行排除，症状逐渐缓解，转化为慢性根尖周炎。

2. 慢性根尖周炎　多无明显的自觉症状，有时可以感到咀嚼时患牙疼痛。在身体抵抗力降低时，慢性根尖周炎又可转化为急性根尖周炎，又称慢性根尖周炎急性发作。根据病变的性质不同，慢性根尖周炎可以分为：

（1）根尖周肉芽肿：患者一般无自发性痛，仅觉咀嚼不适，咬合无力，叩诊时有异样感，有些患者还有患牙微伸长的感觉。牙髓多已坏死分解，牙变色。

（2）慢性根尖周脓肿：又称慢性牙槽脓肿，是根尖肉芽肿中心部分的细胞坏死、液化，形成脓腔。可分为有瘘型与无瘘型。有瘘型瘘管与口腔黏膜或皮肤表面通连。瘘管开口于皮肤表面的称为皮肤瘘，患者多无自觉症状。有瘘型可以在牙龈表面发现瘘管口。瘘管开口常呈粟粒大的肉芽组织状，大多数位于患牙根尖部的唇、舌侧；但也有开口于腭、舌侧者，或偶有开口于远离患牙根尖部的地方。

（3）根尖周囊肿：根尖周囊肿可由根尖周肉芽肿或慢性根尖周脓肿发展而来。在根尖周肉芽肿内的上皮增生，形成上皮团块，上皮团中央得不到来自结缔组织的营养，发生变性、坏死、液化，形成小囊腔，小囊腔逐渐扩大成较大的囊肿。根尖周囊肿生长缓慢，一般多为死髓牙，无自觉症状。囊肿过度增大时，周围骨质吸收，还可压迫邻牙，使被压迫的牙根发生吸收现象，严重时可使邻牙移位。

综上所述，根尖周炎还是牙本身有炎症，最好还是及时到医院就诊，进行检查治疗。单靠吃药是没有作用的，治标不治本。

二十七、为什么一颗牙同时会得牙髓炎和牙周炎两种病？

一颗牙同时得牙髓炎和牙周炎两种病，医学上叫牙髓牙周联合病变（图2-19）。牙周组织与牙髓组织之间存在着很多交通管道，医学上叫根尖孔、根管侧支、牙本质小管等。通过这些交通管道，一方的炎症常可导致另一方感染，或者双方同时发生炎症，当发展到一定阶段会相互融合。因此，有时一颗牙同时会得牙髓炎和牙周炎两种病。根据感染的先后可分为：

1. 牙髓根尖周病引起牙周病变

（1）牙槽脓肿：由根尖周感染急性发作而形成，较常见。脓液可沿阻

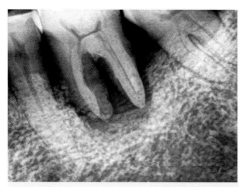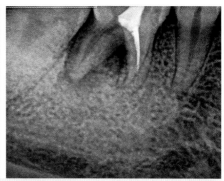

图 2-19 牙髓牙周联合病变

力较小的途径向牙周组织排出。脓液向牙周引流的途径有两种：①沿牙周膜间隙向龈沟（袋）排脓，迅速形成单一的、窄而深达根尖的牙周袋；②脓液由根尖周组织穿透附近的密质骨到达骨膜下，掀起软组织向龈沟排出，形成较宽而深的牙周袋，但不能探到根尖，多见于颊侧。

（2）牙周病变：在牙髓治疗过程中或治疗后形成，如侧穿、底穿、髓腔或根管内封入烈性药等。本类型的共同特点是：①牙髓无活力或活力异常；②牙周袋和根分叉区病变局限于个别牙；③与根尖病变相连的牙周骨质破坏，呈烧瓶形，邻牙的牙周基本正常或病变轻微。

2. 牙周病变引起牙髓病变

（1）逆行性牙髓炎。

（2）长期存在的牙周病变，牙周袋内的毒素可对牙髓造成慢性、小量的刺激，轻者引起修复性牙本质形成，重者或持续性感染可引起牙髓的慢性炎症、变性、钙化甚至坏死。

（3）牙周治疗对牙髓也可有一定的影响。如根面刮治和平整时，易造成牙本质暴露引起根面敏感和牙髓的反应性改变。牙周袋内用药可通过根管侧支或牙本质小管刺激牙髓。

3. 牙周病变与牙髓病变并存，当发展到一定阶段会相互融合。

（楚金普）

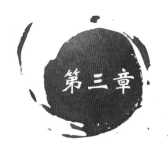

第三章

引起牙体牙髓病的主要原因

口腔不是一个封闭的环境，它与鼻腔、咽喉、外界空气相通，周围的细菌都可能进入口腔。我们平时饮水、进食也通过口腔，这些食物都含有各种细菌。因此，口腔里面是有细菌的，且口腔中的细菌种类繁多，数量庞大。健康人口腔中就有超过 700 种细菌（图 3-1）。细菌很小，肉眼看不见，会聚集在一起，在牙表面的牙菌斑、软垢、牙石中生存。漱口、刷牙只能清除部分细菌，还有一部分定居在口腔中，尤其是在那些不容易清洁的地方，如牙相邻的部位、牙龈盖住的牙面等。

口腔中的细菌并不可怕，多数情况下可以和我们和平共处，但在口腔生态环境失衡的情况下，就可能导致口腔甚至全身性疾病的发生。

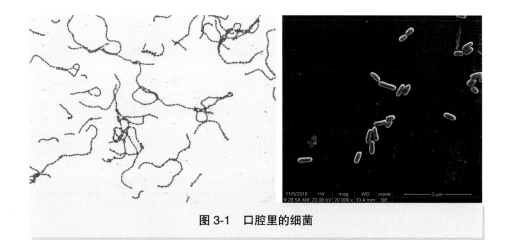

图 3-1　口腔里的细菌

二、口腔里的细菌都是有害的吗？

口腔里有非常多的细菌，但这些细菌并不都是有害的。从我们出生开始就有各种各样的细菌定植在口腔里，包括有益的和有害的细菌。正常情况下，这些细菌与口腔组织形成了一个相对稳定的生态系统。口腔中的有益菌能制约有害菌的生长，通过抑制有害菌的黏附、定植，释放抗菌物质，调节黏膜免疫等机制，在龋病、黏膜病、牙周病、口臭等口腔疾病的防治中发挥作用。但是，口腔卫生习惯差、患有某些疾病、年龄增长导致的生理性功能减退，高频率地进食甜食或碳酸饮料，同时不注意口腔清洁等打破了平衡状态，那些有害细菌就会趁机大量繁殖，产生大量的酸性物质破坏牙。

三、为什么不需要把口腔里的细菌全部杀死？

正常口腔环境是由人体细胞与细菌等微生物共同构成的生态系统。就像自然生态系统一样，口腔微生态的成员之间也会相互影响，从而维系着平衡而稳定的关系。其中，存在一些有益细菌在人体免疫防御、营养代谢、组织发育等方面，特别是在抵御有害微生物方面发挥着重要功能，从而维持微生态成员间的平衡。若将细菌全部杀死，微生态成员间的关系会发生紊乱，口腔微生态将失调，此时真菌等有害微生物将会"乘虚而入"引起疾病。因此，并不需要将口腔里的细菌全部杀死。此外，目前也没有办法将口腔细菌"赶尽杀绝"，在呼吸、进食后，新一批到来的细菌也会再次在口腔"安家"，逐渐形成新的稳态。

四、口腔里的细菌是如何引起龋病的？

唾液中的一些蛋白质可以吸附在牙表面产生一层膜，口腔中的细菌通过这层膜黏附在牙表面，随后不断地聚集和黏附，形成一种叫做牙菌斑生物膜的结构。牙菌斑里集聚了大量的细菌，其中某些细菌可以利用糖产生酸。随着细菌分泌的酸不断积累，久而久之，这些酸会慢慢地将牙腐蚀，最终形成龋病。

大多数龋病的形成是一个缓慢发展的过程，一般需要 18 个月左右。那么，是不是所有龋病形成都需要这么长的时间呢？答案是否定的。有些人高频率进食糖类以及碳酸饮料，吸毒，或者因疾病或治疗导致唾液减少、免疫力下降，给细菌的繁殖产酸创造了优越的条件，此时龋病的形成过程短而迅速，并且可能累及多颗牙甚至口腔内所有的牙。

五、口腔里的细菌是如何引起牙髓病的？

牙髓位于牙内部的牙髓腔内，正常情况下和口腔不相通。众所周知，细菌十分微小，细菌及其代谢产物能通过肉眼看不见的缝隙。当牙髓暴露于口腔时，细菌会感染牙髓，引起牙髓病。比如，发生龋病时，细菌会破坏牙最外层坚硬的结构，从而感染牙髓；发生牙隐裂时，牙表面出现裂缝，也能为细菌感染建立通道。还有的细菌，可以通过牙龈和牙之间的缝隙，从牙根部进入牙髓。也有极少的一些情况下，细菌可以通过全身的血液循环进入牙内部。

六、根尖周病是由细菌引起的吗？

根尖周病是指发生在牙根尖周围的组织的炎症。细菌侵入根尖周组织主要通过两个途径：①牙髓腔，牙髓感染后，细菌顺着根管侵入根尖周组织；②牙周袋，牙周病时，牙龈与牙面之间会围成一个深深的"口袋"，称为牙周袋。牙周袋足够深时，其底部就会与根尖周组织连通，细菌就会侵犯根尖周组织。根尖周组织主要是牙周膜和骨组织，定植在此的细菌及其代谢产物能使牙周膜坏死，骨组织吸收、破坏。如长期未有效治疗，破坏范围扩大，拍 X 线片就能看到明显的根尖周组织被破坏的影像。所以说根尖周病也是由细菌引起的。

七、为什么吃糖容易患龋病？

要回答这个问题我们首先应该知道龋病是如何发生的。龋病是口腔中的细菌代谢糖产生酸对牙腐蚀的结果。因此，糖果、饮料等含糖食品就成了致龋菌的"食物"。糖类非常容易黏附在牙表面，被细菌利用。在细菌代谢过程中，糖类不仅会为细菌提供能量和营养，促进其生长，同时会产生酸性物质，使牙中矿物质丢失，破坏牙，最终导致龋病。

八、为什么有的人不吃糖也容易患龋病？

龋病是多种因素共同作用的结果，糖类只是其中的一个重要因素。口腔中细菌的种类、牙的形态与结构、饮食习惯、年龄、全身健康状况、遗传因素都会对龋病的发生产生影响。因此，即使能够控制高糖食物的进食，也并不代表可以高枕无忧，定期的口腔检查和维护依旧是必要的。

九、哪些食物对牙具有保护作用?

饮食习惯和龋病的发生有着密切关系,喜欢吃酸性、高糖的食物的人更容易患龋病。相对而言,可以抑制细菌、增强牙抵抗力的食物具有保护和促进牙健康的作用。芹菜等含有大量粗纤维的食物,通过咀嚼时对牙面的机械性摩擦,可以清除黏附在牙表面的细菌。绿茶中含有茶多酚和氟,前者对容易引发龋病的细菌具有抑制作用,后者则可以和牙中的一些成分结合,增强牙的抵抗力,具有抗酸防龋病的效果。洋葱、姜、蒜等辛辣食物中含有杀菌素,也可以在一定程度上抑制细菌生长。乳酪中富含钙及磷酸盐,可以平衡口腔中的酸碱值,避免口腔处于有利于龋病生成的酸性条件。番石榴、番茄等富含维生素 C 的水果,可以保护牙龈健康,预防牙龈出血。

十、哪些牙容易患龋病?

易患龋病的牙主要有以下三类:

1. 表面具有较深的窝、沟、点隙的牙　如位于口腔较后面的大牙,其上有较深的缝隙,平时不容易清洁干净,容易滞留细菌和食物残渣,缝隙周围就容易形成龋病。

2. 排列不整齐的牙　牙排列不整齐、拥挤、重叠等,形成一些不容易清洁的区域,这些牙面较易形成龋病。

3. 矿化不好的牙　先天发育及后天环境因素共同作用下,使一些牙矿化不好,含氟量相对较低,容易被细菌及其代谢产物破坏,形成龋病。如乳牙的牙釉质比恒牙矿化差,更容易患龋病。新长出来的恒牙还没有完全成熟,也较容易患龋病。

十一、牙的哪些部位容易患龋病?

用于咀嚼食物的大牙表面存在一些窝沟点隙,它们分布在牙的咬合面、颊舌面,这些窝沟点隙往往又深又窄,牙刷的刷毛无法进入,不能对其进行良好的清洁,为细菌提供了"藏身之所"。此外,相邻的两颗牙之间存在缝隙,进食后经常会嵌塞一些食物残渣,不易清理。细菌藏匿在这些位置大量繁殖,产生有害代谢产物破坏牙,因而牙的这两个部位最容易形成龋齿(图3-2)。

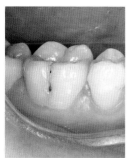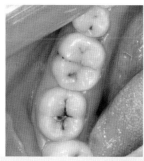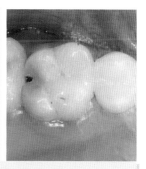

图3-2 牙容易患龋的部位

(程 磊)

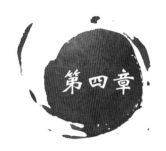

牙体牙髓病的常见临床表现

第四章

一、牙痛是怎么回事？

牙由牙釉质、牙本质和内部的牙髓组成。牙髓中包含感受疼痛的神经，当牙发生龋病、牙髓病、根尖周病、牙外伤等疾病时，就会出现疼痛。

疼痛是牙体牙髓病最直接的临床症状。根据疾病病因的不同，牙痛会有不同的表现。例如，龋病可引起的冷、热、酸、甜、咬物刺激痛；牙髓炎可引起自发性、阵发性疼痛、夜间痛；根尖周炎可引起自发痛和咬合痛等。

二、为什么明明觉得牙痛，但是牙看起来是好的？

多种疾病均可引起牙痛，主要包括牙体硬组织疾病及牙周组织疾病。

1. 牙体硬组织疾病　细菌引起的龋病最为常见。通常牙的颜色、形态、质地等均会根据疾病进展，发生不同程度的改变。人们肉眼只能观察到颜色及形态的变化。对于早期发生或病情轻的龋损仅有质地的改变，只能通过医生的检查发现。此外，龋坏常发生在隐匿的位置，如在牙之间或者根部就难以被发现。此外，牙的隐裂也可引起牙痛，但隐裂纹和牙表面的沟裂常常重叠，难以辨识。

2. 牙周组织疾病 牙周组织是牙的"土壤"，牙根就定植在牙周组织里。其炎症及损伤性改变可引起与牙体硬组织疾病类似的牙痛症状，有时难以鉴别。

3. 其他疾病 三叉神经痛、上颌窦炎、带状疱疹等均可引起类似于牙痛的症状，所以牙痛的症状并非全是牙来源的。牙痛时可能看起来牙是完整的，但要引起足够的重视。

三、为什么吃酸甜食物时牙会痛？

吃酸甜食物时牙痛应该是牙本质敏感的表现。当牙最外面的牙釉质被破坏，牙本质暴露以后，牙神经受到酸甜等化学刺激，就会发生敏感不适。通常情况下，酸甜食物敏感是告诉我们牙本质刚刚暴露出来。引起牙本质暴露的原因很多，如龋病、牙磨耗、牙磨损、楔状缺损等牙病。此外，牙周病患者、老年人牙龈退缩、牙槽骨吸收导致牙本质暴露也可能引起酸甜刺激不适。

四、为什么牙会出现自发痛？

通俗地说，自发痛是指牙在没有受到任何冷、热、酸、甜和咀嚼刺激的情况下出现的疼痛。自发痛往往预示牙髓炎症发展到较为严重的程度。最常见的就是龋病破坏了牙体硬组织，造成牙釉质、牙本质崩解缺损，牙髓接近或者直接暴露于口腔中，细菌或其毒性产物侵害牙髓，直接或间接导致牙髓炎症。

五、为什么吃冷热食物时牙会痛?

冷热痛是指牙在受到环境中突然的温度变化刺激后，牙出现的敏感症状，这种疼痛会根据病情的严重程度持续数秒至数分钟不等。以上症状在下面两种情况都会出现：

1. 牙已经有牙髓炎　这种情况下牙受到冷热刺激后出现疼痛多是由于最初的龋病经过很长时间的进展却未得到有效的治疗，最终引起了牙神经的炎症。这种炎症会使牙神经处于一种非常脆弱的状态，从而在环境温度变化时引起疼痛的反应。并且，因为炎症时牙神经的恢复能力下降，导致这种冷热刺激性的疼痛会持续一段时间。

2. 牙本质暴露　有时候冷热刺激性的疼痛可为一过性，尤其是冷刺激一过性敏感。这种症状多是由于龋病的细菌毒素进入牙髓中导致牙神经处于时刻准备"战斗"的状态。如果在此时对龋病进行治疗，疼痛会消失，牙髓可恢复正常。但是，如果不治疗，任由细菌繁殖，毒素将会促使"牙防线"被击垮，最终导致不可复性的牙髓炎，就需要进行牙髓治疗了。

六、为什么明明感觉下颌牙痛，医生却说是上颌牙呢?

患者在牙髓炎症疼痛时经常感觉指不出患牙，分不清上、下颌，这是放射痛或牵涉痛。这和面部神经分布有关。三叉神经是面部神经中感知疼痛的神经，其第二支和第三支沿上、下颌骨同侧分布在上、下颌牙及其他面部组织。因此，当放射性疼痛发作时，患者大多不能明确指出患牙位置，疼痛呈放射性或牵涉性，但这种疼痛不会发生在患牙的对侧区域。

七、为什么咬东西时牙会痛？

咬东西时出现的牙痛称为咬合痛。有些患者会感觉牙伸长，检查时叩痛明显。咬合痛可能是由牙体、牙髓、牙周等疾病引起。

1. 牙体疾病　龋病、牙隐裂等均可在咬合时产生疼痛，但疼痛性质不同。牙隐裂引起的咬合痛表现为咬辣椒籽、花椒壳痛。龋齿咬合不适则是咬韧性东西或食物嵌塞痛。

2. 牙髓疾病　根尖周炎是引起咬合痛的主要疾病之一。急性根尖周炎疼痛剧烈，甚至不敢咬合。由于根尖区有炎症组织，渗出液体增多，而骨组织较为致密，炎症无法扩散，压力较大，咬合时会使压力进一步增大，从而引起疼痛。但当炎症进一步发展至黏膜时，疼痛会有所缓解。慢性根尖周炎则表现为轻度的咬合不适。

3. 牙周疾病　牙周炎症时的咬合痛是由于牙周组织的炎症在施加咬合力后，加重了牙周组织的不适。这种情况下常常会伴有牙周袋、牙龈肿胀、牙松动等表现。

综上所述，咬合痛需要医生仔细检查，鉴别疼痛是由哪种疾病引起的。

八、为什么牙痛严重了喝凉水反而会缓解？

当牙髓发生化脓性炎症时，患牙就会出现热痛冷缓解。这是因为牙髓病变产生物中有气体出现，受热膨胀后使牙髓腔压力进一步增高，产生剧痛。冷空气或凉水可使气体体积收缩，压力减小从而使疼痛缓解。临床上有时可见到患者携带凉水瓶就诊，随时含漱冷水进行暂时止痛。此时，最好的处理方式是开髓引流，使牙髓腔内的高压释放，从而减轻疼痛。

九、为什么牙痛时半边脸都肿起来了？

牙痛导致的面部肿胀常常是因为牙周、根尖周急性炎症扩散引起的，常见的疾病有：

1. 急性化脓性根尖周炎　急性化脓性根尖周炎是发生在根尖周组织的炎症性疾病，多为牙髓病的继发病，主要由根管内的感染通过根尖孔扩散到根尖周组织，引起根尖周发生炎症反应，脓液形成，积聚在根尖区，也称为急性根尖周脓肿或者牙槽脓肿。脓液在根尖积聚，随压力增加进一步发展为骨膜下脓肿、黏膜下脓肿，从而引起面部肿胀。

2. 智齿冠周炎　由于人类演化过程中造成颌骨骨量与牙列生长所需要的长度不协调，会导致智齿无法顺利萌出。阻生智齿及萌出过程中的智齿牙冠部分或者全部被牙龈包绕，食物容易堆积于此，细菌滋生引起炎症。全身抵抗力下降时，会引起智齿冠周炎急性发作，导致疼痛。冠周炎症会直接蔓延或经过淋巴管扩散，引起颌面部间隙感染，从而导致面部肿胀。

十、为什么平时不痛的牙感冒后会痛？

牙病的发生，如牙痛，是与个人机体的免疫力密切相关的。感冒或者休息不好等状况会导致机体免疫力下降，使口腔原有慢性炎症急性发作。常见的有慢性牙髓炎、慢性根尖周炎、冠周炎、牙周炎等。所以，当机体抵抗力下降的时候，各种不适都会接踵而至。

十一、牙痛的类型有哪些？

根据不同发病特点，牙痛的类型分为以下几大类：

1. 牙源性疼痛　牙源性疼痛多见于龋坏牙。根据龋坏的进展深度及严重程度不同，牙痛分为激发痛及自发痛。激发痛是指牙在受到冷热刺激或者酸甜等化学刺激后出现的牙痛。而自发痛是指牙在没有外界刺激的情况下出现的疼痛。自发性疼痛提示牙存在更严重的病变。

2. 牙周性疼痛　牙周来源的疼痛多是由于牙周组织炎症性及机械性损伤导致。其中，牙周来源的疼痛根据病情的急慢性差异存在不同的性质。慢性牙周疾病，如由于龋齿、牙周萎缩、充填式牙尖的存在导致的食物嵌塞痛多表现为钝痛及咬合不适。相反，牙周疾病急性期，如急性龈乳头炎多表现为锐痛，疼痛难忍。

3. 其他部位来源的疼痛　少数患者是颌骨肿瘤或者是远隔器官疾病来源，如心脏相关疾病等引起的牙牵涉痛。

（米方林）

十二、吃药可以治疗牙痛吗？

牙痛时吃药不能解决根本问题，服用止痛药物只能在一定程度上暂时缓解牙痛。市面上常见的止痛药，不需要医生的处方就可以购买，按照说明书服用可以起到一定程度的镇痛作用。

牙痛往往是牙生病造成的，强烈建议患者先去医院请口腔科医生诊治后，再按照医嘱服用消炎药物。由根尖周炎、冠周炎等引起的牙痛可以使用甲硝唑等消炎药物，但是需要在医生的指导下使用。

药物对牙痛只能起到辅助治疗的作用，千万不要自行购买服用消炎止痛药。

十三、牙痛需要住院吗？

一般来说，牙痛是不需要住院的。大多数引起牙痛的口腔疾病，如龋病、牙周炎、冠周炎等引起的牙痛并不需要住院治疗，只需要门诊常规治疗即可。对于全身性疾病和系统性疾病引起的牙痛，如肿瘤、心源性疾病等，需要相关专业的医生诊断明确后住院治疗。

十四、牙痛去医院治疗前有什么缓解方法？

牙痛但暂时无法去医院就诊时，如下方法可以缓解疼痛：①可以服用止痛药临时缓解疼痛，消炎药物需要在医生指导下服用，不建议自行服用消炎药物；②冰敷等物理方法也能起到一定程度的缓解疼痛的作用；③传统的中医、中药方法也能起到一定程度缓解疼痛的作用，如针灸和相关的中药方剂等，需要在中医专科医生处就诊。总之，请尽早前往医院接受正规治疗。

十五、牙痛就要拔牙吗？

牙痛是否需要拔牙，首先要弄清楚疼痛的病因。常见的牙体牙髓疾病引起的牙痛并不需要拔牙，只需要对患牙进行正规的治疗便可以治愈。因此，牙痛应首先去口腔科医生处检查确定病因，大多数可以治愈的情况并不需要拔牙。

当然，有些情况需要将疼痛的患牙拔除，如确定无法治疗的残根、残冠、牙折及根需要拔除，智齿冠周炎引起的牙痛需要消炎后拔除智齿等。总之，牙痛一定要及时就诊明确病因，才能决定患牙是否需要拔除。

十六、过去牙痛，现在不痛了，是好了吗？

牙其实并没有自己好。牙痛发作的特点是早期可有疼痛，随着发炎的牙神经逐渐坏死，疼痛程度也逐渐减低，甚至没有明显的疼痛，所以患者误以为牙痛自己好了，不需要治疗了。其实，此时细菌等微生物会通过牙根管进一步向根尖周组织扩散，造成更严重的根尖周组织破坏。在这一过程中，患者一般无明显疼痛症状，等到牙龈起脓包时，才发现根尖周组织已经有了较大的破坏。因此，一旦出现了牙痛必须要就诊治疗，即便疼痛缓解也要就诊查找原因及时处理，以避免更大的损害。

十七、牙痛时应该特别留意哪些事情？

牙痛的时候患者首先要留意牙痛的位置，是左边还是右边，是上面牙痛还是下面牙痛。有时候分不清上面还是下面也要如实告诉医生，以便医生诊断。此外，还要注意牙痛发作的规律：是喝冷热水的时候痛，还是吃饭咀嚼的时候痛；是白天痛还是晚上痛；有没有痛得不能睡觉或者痛醒的情况；每次疼痛持续的时间以及疼痛的程度；加重或者减轻疼痛的因素等情况。

十八、牙痛应该挂什么科的号？

患者在口腔专科医院就诊时，首先挂口腔急诊科，诊断病因进行紧急处理以缓解疼痛。由于大部分牙痛是牙体牙髓疾病造成的，建议首先挂牙体牙髓科进行诊治。若诊断为牙周疾病引起的疼痛挂牙周病科，口腔颌面外科疾病引起的疼痛挂口腔颌面外科。

患者在综合性医院就诊时，只需要挂口腔科的号。综合性医院口腔科以口腔全科医生为主，常见的引起牙痛的疾病均可处理。

十九、为什么牙痛要拍 X 线片？

通常情况下，牙痛就诊需要 X 线检查。通过 X 线检查可以掌握引起牙痛的病因、病损的大小范围、牙根的形态、根尖周病变的范围以及既往治疗的情况等。根据不同的情况需要拍摄不同类型的 X 线片，如全口牙位曲面体层 X 线片（简称全景片）以及锥形束 CT（CBCT）。

二十、牙痛检查时为什么医生要检查头颈部以及全身其他的地方？

引起牙痛的原因有很多，除了常见的龋病、牙髓疾病、牙周病等，还有一些非牙源性疾病引起的牙痛：①头颈部疾病，如颌面部上颌窦炎、三叉神经痛、颞下颌关节紊乱病、唾液腺疾病、非典型性牙痛、灼口综合征等；②全身其他疾病，心源性疼痛如心绞痛，神经性疼痛如疱疹后疼痛，血管性疼痛如偏头痛、肿瘤等均可引起牙痛。因此，医生需要检查头颈部以及全身其他的地方。

二十一、牙痛的治疗方法有哪些？

牙源性疾病，如牙体牙髓病引起的牙痛需要进行充填治疗和根管治疗。牙周病，如牙龈乳头炎引起的牙痛需要进行牙周治疗。不能保留的牙引起的疼痛需要拔牙。假牙引起的牙痛需要修改假牙。非牙源性疼痛需要针对病因请相关的专科医生进行诊断、治疗。

（葛剑平）

二十二、牙过敏怎么治？

当出现牙过敏症状时，建议首先到口腔科及时就诊，明确牙过敏的原因，进行对症治疗。医生会采用药物脱敏、激光照射或者复合树脂充填等方法。症状轻者，医生也会建议患者使用抗敏感牙膏进行抗敏治疗。因牙周病引起的过敏症状也要进行相应的治疗。

二十三、为什么牙龈反复起脓包？会癌变吗？

牙龈反复起脓包最常见的两大病因是源于牙或牙周的慢性感染。

1. 来源于牙的脓包 来源于牙的脓包一般会有牙反复肿痛史或牙髓治疗史（俗称"杀神经"）。因龋齿牙洞里有细菌感染，未及时治疗，导致炎症向下扩展至牙根，感染继续侵蚀牙根部的骨组织，炎症继续向外引流穿破牙床，形成脓包，其破溃有脓液流出。龋齿牙洞里的感染不消除，自身抵抗力弱，脓包又会肿起来，反反复复，经久不愈。

2. 来源于牙周组织的感染 因为口腔卫生状况不好，细菌引起牙龈炎症，如果未得到及时治疗，炎症向深部发展，形成深牙周袋。牙周袋内会滋生更多的细菌，进一步造成牙槽骨的吸收。炎症在牙周袋内聚积无法排出时，就会形成脓包。脓包形成与机体抵抗力有关，当机体抵抗力下降时，就会起脓包。

有人担心牙龈反复长脓包会发生癌变，一般情况下由炎症导致的脓包是不会癌变的。

二十四、为什么牙龈起脓包，流脓后牙反而不痛了？

当牙龈脓包肿起来时，此时炎症处于急性期，脓液积累，组织水肿产生很大的压力，压迫牙周围神经，感觉牙疼痛难忍。当脓液穿破牙龈后，压力得到释放，神经压迫症状缓解，因此流脓后反而牙不痛了。

二十五、牙龈反复起脓包应该挂哪个科的号？

如果去综合性医院可以直接挂口腔科的号就诊。如果去口腔专科医院，可优先选择牙体牙髓科就诊。医生明确诊断后，如果认为病因是牙周疾病，还需转诊到牙周科进行牙周治疗。有的时候也会建议到口腔外科就诊拔除患牙。

二十六、牙龈反复起脓包怎么治？

如果是龋病引起的根尖周炎，患牙需要行根管治疗（俗称"杀神经"）。如果根管治疗过程中脓包长期不愈合，治疗周期就会延长，这种根尖持续感染，也可能辅助手术治疗。

如果是牙周炎引起的，需要进行彻底的牙周基础治疗——洁治和刮治（俗称"洗牙"），可能也要辅助牙周手术治疗。通常有脓包的牙，牙体和牙周需要双管齐下同时治疗才能收到更好的疗效。

因智齿的牙冠周围组织炎症引起的感染则需要拔除发炎的智齿，拔牙后脓包自然就愈合了。

二十七、牙龈上起脓包能自己好吗？吃消炎药管用吗？

牙龈上起脓包不能自愈，吃消炎药不能根治。还是建议到口腔科就诊治疗。

二十八、为什么面部皮肤上起脓包要治牙？

面部皮肤上起脓包原因较多，牙病可能是造成面部皮肤上长脓包的原因之一。以下两种牙病可能引起面部皮肤长脓包。

1. 牙根尖周围组织炎症　牙根尖周围组织炎症的医学术语叫慢性根尖周炎。慢性根尖周炎时感染逐渐蔓延穿破皮肤形成皮肤脓包。面部存在着潜在的通道，为炎症扩散提供了便利条件。当龋病导致的牙根炎症长期未治疗，炎症沿着这些通道蔓延，最终穿过牙周围骨组织到达皮肤，表现为面部皮肤脓包。

2. 智齿发炎 智齿发炎的医学术语叫智齿冠周炎。智齿冠周炎时周围的牙龈长期处于炎症状态也会形成脓肿，脓液蔓延穿破皮肤形成皮肤脓包（医学术语叫面颊瘘）。

二十九、牙龈起脓包为什么要拍 X 线片？

牙龈起脓包多数情况是由于牙根炎症造成，牙根像树根一样埋在骨头中。因此，从外观上无法用肉眼看到牙根尖的炎症，X 线相当于"透视眼"，可帮助医生透过牙龈和骨组织，确定炎症的来源和疾病的严重程度，并了解牙根的形态，以利于临床诊疗。

（陈 阵 吴丽更）

三十、口腔异味是病吗？

口腔异味不一定是有病，健康人有时也会有口腔异味。口腔异味俗称口臭，是指在说话或者呼吸时自口腔内散发出的难闻的口气。持续的口腔异味提示口腔或者全身系统可能存在某些疾病。短时间或者某些时刻的口腔异味可能是由于食用一些特殊气味的食物引起的。健康人如有一些不良生活习惯（如吸烟）或在特殊的生理时期（如怀孕）也会发生口腔异味。

三十一、为什么会出现口腔异味？

绝大多数口腔异味是因为口腔局部的原因，"罪魁祸首"是细菌。口腔中自然生长着数百种可以引起口腔异味的细菌。在口腔健康的时候，由于唾液冲刷和日常的口腔健康维护，如刷牙和使用牙线，这些细菌数量有限，不会发生口腔异味。但是，当口腔出现一些健康问题，如龋病、牙周病、智齿冠周炎等，一些厌氧菌大量繁殖，产生腐臭味的代谢产物，口腔异味就不可避免了。

三十二、为什么牙周病会引起口腔异味？

牙在牙槽骨里如同树在土壤里。树周围水土流失会造成树根与土壤连接松散存在间隙。牙周病就是牙周围组织丧失，在牙根与其周围的组织之间存在间隙，专业术语称牙周袋。牙周袋是一个比较封闭缺氧的环境，是细菌在口腔内的舒适"避难所"。当厌氧菌大量生长繁殖，牙周袋就相当于口腔内的"小型垃圾场"，不断向口腔内散发腐臭味，引起口腔异味。牙周病引起的口腔异味通常是持续的，刷牙不能消除。

三十三、为什么龋病会引起口腔异味？

龋病发展到一定阶段会在牙上形成龋洞，龋洞内容易滞留食物残渣，龋洞如果发生在两个牙缝之间，还会引起食物嵌塞。龋洞内以及牙缝间常常是普通的口腔护理难以清洁的死角，食物残渣不易清理干净，细菌作用于食物残渣发酵而引起口腔异味就不难理解了。

三十四、智齿发炎时为什么会有口腔异味？

智齿位于牙列的最末端，也叫第三磨牙。由于人类的进化和饮食趋于精细，导致颌骨发育不足，牙在颌骨没有足够的位置整齐排列。因为智齿按顺序是最后萌出，如果先萌出的牙把位置都占满了，智齿只能埋在颌骨内无法萌出或者萌出一部分。当智齿不能完全萌出，牙冠的一部分被牙龈覆盖，牙龈和牙冠之间会形成一个"口袋"，即牙周袋。牙周袋内容易滞留食物残渣并且难以清理。此时，牙周袋就变成了厌氧菌的"温床"。当牙周袋内细菌大量繁殖，就会引起智齿冠周围牙龈发炎，即智齿冠周炎。此外，因疼痛和张口受限，口腔清洁变得困难，从而出现口腔异味。

三十五、为什么口腔肿瘤患者会有口腔异味？

口腔肿瘤患者因为口腔内器官有占位的肿物或者组织糜烂感染，患者局部疼痛明显，难以做到良好的口腔清洁。在病变晚期，无论是口腔肿瘤还是身体其他部位的肿瘤，患者身体处于衰竭状态，抵抗力下降，口腔细菌生态平衡被破坏，厌氧菌大量繁殖，产生腐臭味代谢物。此外，晚期肿瘤患者由于大量肿瘤组织坏死，坏死物会产生臭味，臭味随代谢物和口气散发出来，口腔异味就非常明显。

三十六、为什么鼻窦炎会引起口腔异味？

鼻窦是鼻腔周围的骨质空腔，包裹上颌窦、筛窦、额窦和蝶窦。鼻窦与鼻腔相通，上颌窦底壁与上颌牙根毗邻。上呼吸道感染、牙根发炎常常会累及鼻窦。如果感染的细菌是化脓性细菌或者厌氧菌，细菌产生的腐臭气味就会从鼻腔和口腔呼出，从而出现口腔异味。

三十七、为什么妊娠会引起口腔异味？

妊娠本身不会引起口腔异味，但是妊娠期孕妇的生理改变可能诱发一些口腔疾病，从而表现为口腔异味。妊娠时妇女激素水平发生改变，牙龈组织脆弱，加上孕妇的各种妊娠反应，口腔清洁的次数、质量下降，细菌大量繁殖容易发生牙龈炎、冠周炎。舌背缺乏清洁，舌苔增厚也可引起口腔异味。妊娠早期，如果胃食管反流明显，孕妇还可表现为胃内容物的酸臭味口气。

三十八、哪些系统性疾病会引起口腔异味？

如果医生已经排除口腔感染，并且每天都刷牙和使用牙线，却依然有口腔异味，那么，就要考虑口腔以外的问题了。

胃肠疾病、肺部疾病、糖尿病、肝脏或肾脏疾病等都可能导致口腔异味。

胃食管反流的患者，口气常呈胃内消化食物的酸臭味。胃幽门螺杆菌感染的患者，由于幽门螺杆菌抵御胃酸的杀灭作用，通过尿素酶水解尿素产生氨，在菌体周围形成氨云保护层，氨恶臭味随之而来。

肝病、肾病、糖尿病患者由于身体内复杂的代谢改变，汗液、尿液都异常难闻，呼出的口气也很难闻。糖尿病患者口气呈烂苹果味。肝病患者口气一般呈腐臭味。

任何原因导致唾液分泌减少都可能有口腔异味，如节食减肥处理不当、因为疾病不能进食、老年人因唾液腺功能降低、女性经期内分泌紊乱等。由于缺少唾液的有效冲刷和口腔活动减少，导致厌氧菌增多从而产生口腔异味。

三十九、为什么健康人也会有口腔异味？

健康人因为食用味道浓重的食物或者不良的生活习惯也会表现口腔异味。

食用大蒜、洋葱、韭菜等味道浓重的食物，即使进食后刷牙也会在短时间内表现为口腔异味，因为这些食物含有挥发性的硫化物，挥之不去。榴莲就更不用说了。

长期吸烟如同口腔时时被浓烟熏绕。牙、舌、口腔黏膜都会附着尼古丁等烟草成分而产生口腔异味。

健康人如果进食后没有及时刷牙，一些食物残渣会滞留在口腔内，比如牙排列不整齐的人牙间隙容易滞留食物残渣，细菌发酵残渣会引起口腔异味。

四十、全口假牙为什么也有口腔异味?

全口假牙和口腔黏膜之间不可能完全"亲密无间"。二者之间的间隙常常滞留食物残渣，如果进食后不及时清洁，食物残渣被细菌发酵会引起口腔异味。

假牙与天然牙一样会附着牙菌斑，牙菌斑不及时清除，钙化后就是牙石。假牙也会形成牙石。牙菌斑、牙石是细菌的生存场所，不定时清理，细菌大量聚集，会产生腐臭物质而引起口腔异味。

四十一、别人说我有口腔异味，为什么自己感觉不到?

这是由于嗅觉器官已经适应了这种气味导致的。当鼻子长期闻到某种特殊气味时，就会对此种气味完全适应，从而使感觉非常弱或没有感觉，正所谓"久闻而不知其臭"。就像腋臭、脚臭一样，别人觉得臭，自己却没有感觉。长期吸烟的人，嗅觉细胞可能受损，也闻不到自己的口腔异味。

四十二、如何除去口腔异味?

除去口腔异味，有以下几种方法:

1. 保持口腔卫生 坚持"333"刷牙模式，即一天刷 3 次牙，每次至少 3 分钟，饭后 3 分钟内刷牙;日常使用牙线清洁牙间隙;使用牙刷或刮舌板清理舌背上的附着物;如果戴假牙，每天晚上要取下假牙，清洗后泡在冷开水里，每次进食后要清洗假牙并漱口，每 3 个月要使用假牙清洁片清洗假牙。

2. 养成良好的生活方式 食用粗纤维食物帮助口腔自我清洁。尽量吃一些需要大量咀嚼的食物，如胡萝卜和苹果，使更多的唾液在口腔中流动。戒烟、克服吸烟的危险习惯不仅会改善口腔异味，还会在很多方面对身体有好处。

3. 定期拜访医生 定期检查可以使医生发现口腔问题，并防止这些问题变得更严重，如洁牙刮除牙石、软垢以预防和治疗牙周炎，充填治疗龋齿等。

4. 其他方法 如果是因为吃了刺激性味道的食物，除及时刷牙外，还可以用清香漱口水中和或暂时掩盖口腔异味。有人发现，芹菜有助于消除口中的异味，尤其是烟味。为了达到更好的效果，可以将芹菜放在嘴里嚼或者泡水喝。食用大葱、韭菜后，口腔异味主要是因为挥发性的硫化丙烯所致，而酸奶可以降低口腔中的硫化物含量。

（郝玉庆）

四十三、牙是不是越白越好?

牙的颜色个体差异比较大。根据个人的职业和喜好，牙色是一个仁者见仁，智者见智的话题。健康的牙呈现淡黄色或者白里透黄。一般认为，牙的颜色与眼白（巩膜）颜色一致是较为理想的，同时与面部肤色、口唇以及牙龈颜色相互协调。对于部分从事演艺或新闻工作的人群，一副洁白的牙能够提升其面部形象，即使颜色外观无任何异常，仍可以通过美白、贴面修复等治疗手段来提升牙色，达到更加亮白的效果。

四十四、吃东西的时候为什么觉得牙使不上劲儿呢?

咬东西没劲儿跟牙本身和牙周组织都有关系。牙本身出了问题，如龋病、牙面磨损、牙本质敏感、牙裂纹都会导致咬东西没劲儿，牙缺损过多导致的残冠、残根也会出现咬东西没劲儿的症状。如果是牙本身的问题应该找牙体牙髓科医生诊治。此外，咬东西没劲儿还跟牙周病有很大关系。牙周组织包括围绕牙根的骨组织和软组织（俗称"牙床"）。把牙比作一棵树，牙周组织就像是围绕树根的土壤。如果"土壤"被破坏了，那么"树"就不稳了，自然就承受不了力量，医学上称为牙周病。长期积累的牙石、没有清理干净的食物残渣等都是刺激牙周组织的致病因素。牙周病在临床上表现为牙龈红肿、质地松软、刷牙出血、牙松动、咬东西使不上劲儿等，应该及时去找牙周科医生诊治。

四十五、为什么两颗牙之间总是塞东西？

塞牙可能由以下几种因素引起：

1. 龋齿 两颗牙之间可能有龋洞，有的龋病明显，有的很隐蔽。牙表面看似完整，实际上内部已被蛀空，自己不容易发现，需要拍 X 线片才能发现。有时牙边缘的缺损破坏了牙与牙之间的紧密邻接关系，也会导致塞牙。以上两种情况都需要及时去医院补牙。

2. 智齿 智齿长得不正，与前面的牙之间容易嵌塞食物。智齿没有对牙合牙、智齿本身就长得比邻牙长也会塞牙。这些情况都应及时拔除智齿，以免长期嵌塞食物导致前面的牙损伤。

3. 缺牙 如果有除了智齿之外的其他缺失牙没有及时修复，那么口腔内剩余牙之间的牙缝会逐渐变大，也会出现塞牙的情况。

4. 牙不齐 有的人天生牙排列不齐、牙与牙之间接触不紧密、牙拥挤，或者某颗牙伸长、倾斜、扭转都会引起食物嵌塞。

5. 磨损 有的牙咬合面磨损严重，咬合面原有的食物溢出沟形态被破坏，或者形成的高陡尖锐的牙尖在咀嚼时也容易把食物"送到"对面的牙缝引起塞牙。

6. 牙周病 牙周病患者的牙龈萎缩后，原本被牙龈乳头覆盖的牙缝暴露，两颗牙之间出现的类似三角形的间隙会导致塞牙。此外，牙周病导致牙松动，在咀嚼过程中也会出现食物嵌塞。

7. 旧修复体 少部分人是由于之前接受的口腔修复或补牙结果不佳造成的，如原来的活动假牙或烤瓷冠与相邻牙的邻接关系不好，或者龋齿充填后的牙邻面形态恢复不佳，也会导致塞牙的发生。

四十六、塞牙后该怎么办？

塞牙后最好能及时使用牙线清理出食物残渣。牙线是最理想的，也是医生推荐的剔牙工具。将牙线塞入牙间隙内沿着牙缝前后方向缓慢、轻柔地拉动牙线，嵌塞的食物随牙线的移动即被带出。将牙缝内的食物残渣顺着牙缝轻巧推出，避免使用做工粗糙的牙签而损伤牙龈。牙缝大的或者牙龈萎缩的患者还可以使用牙间隙刷将食物残渣清除，牙间隙刷最好能在牙周专科医生的指导下正确使用。有条件的家庭还可以配合家用冲牙器帮助清理牙缝。长期感觉塞牙不易清理又不明原因的患者建议及时去综合医院的口腔科或者口腔专科医院的牙体牙髓科或牙周科检查病因，并进行相应治疗。

四十七、塞牙有哪些危害？

牙之间长期塞东西又没有及时清理干净的话会带来很多问题：

1. 引起龋病或牙痛 塞牙后如果没有及时清理，潴留在牙缝内的食物残渣在口腔细菌的作用下会慢慢地发酵、产酸，腐蚀牙体组织，导致龋病的发生。龋齿没有被及时发现和处理的话，龋洞越来越深，就会伤到牙神经，导致牙髓炎的发生。牙就可能出现冷热刺激痛、平时不吃东西的时候也痛、夜里疼得睡不着觉等症状的发生，甚至体会到"牙痛不是病，痛起来要了命"的感觉。

2. 牙龈出血或牙龈萎缩　食物残渣长期潴留在牙缝内，细菌作用下产生的毒素会刺激牙龈组织，导致牙龈发炎，表现为牙龈红肿、疼痛、刷牙出血等症状，如果长期没有处理的话会出现牙松动、脱落，或者牙龈萎缩导致牙缝变大，更容易出现塞牙等情况的发生，可见这是个恶性循环。

3. 口腔异味　食物残渣潴留在牙缝内没有被清洁，长期在口腔这个温暖湿润充满各种微生物的环境中，食物腐烂，细菌繁殖，会引起口腔异味，影响生活或社交。

四十八、如何彻底解决或改善塞牙问题？

根据引起塞牙的原因，有的是可以通过医生帮助彻底解决，而有的情况只能是改善或缓解症状。比如，由于龋齿或牙边缘缺损引起的塞牙，医生通过充填的方法可以解决；智齿引起的塞牙，通过及时拔除智齿可以彻底解决；缺失牙引起的塞牙，通过义齿修复可以解决；原有义齿或充填物形态不佳引起的塞牙，通过重新制作义齿或重新充填，恢复牙正常形态和邻接关系的方式进行解决。而牙周病引起的塞牙，只能通过治疗牙周病、维持牙周健康得以改善症状，平时配合使用牙线和牙间隙刷清洁食物残渣；牙伸长、磨损致牙形态改变引起的塞牙，可以通过调磨尖锐牙尖、调整咬合等方式改善；牙排列不齐、拥挤或个别倾斜、扭转的牙可以通过正畸的方法调整牙的排列加以改善，当然这是个相对长期、复杂的治疗过程，更适合于青少年人群。

四十九、如何预防塞牙问题再次出现？

当塞牙问题已经解决或者改善后，还需要在平时生活中加以注意，以预防塞牙问题再次出现：①定期去医院进行口腔检查，发现龋齿或其他牙问题后及时治疗；②定期做牙周洁治——洗牙，牙周洁治能帮助我们保持牙周组织的健康；③除了智齿之外的其他牙脱落或拔除后需要及时进行镶牙，以免口内余留牙移位导致牙缝变大；④平时尽量少吃一些过于坚硬的食物磨损牙，不要偏侧咀嚼，发现有夜磨牙情况需及时去医院纠正，否则会导致一侧牙磨损严重，出现牙咬合面形态破坏或者形成高陡尖锐的牙尖；⑤青少年时期发现牙排列不齐、牙拥挤或个别牙明显倾斜、扭转等情况时，需要早期去口腔正畸专科医生处进行诊治，调整牙排列；⑥建议饭后借助牙线以清理牙缝内的食物残渣，并养成饭后漱口的良好习惯。

（李　红）

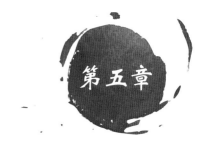

第五章

龋病

一、导致龋病的口腔细菌最爱"吃"哪些食物？

引起龋病的"罪魁祸首"是口腔细菌利用食物产生的酸。那么，口腔细菌最爱的"食物"有哪些呢？糖类是细菌的"最爱"。没有糖，细菌就断了产酸的"粮食"，龋病也不会发生。日常生活中含糖的食物，特别是饼干、面包、巧克力等黏性食物，最容易粘在牙上，被细菌利用。

二、容易患龋病是不是因为缺钙？

当被医生告知是容易得龋病的人后，人们就怀疑是不是因为自己缺钙使牙不够坚固，考虑要不要吃点钙片。这样做真的有用吗？

其实，牙的矿化程度是在萌出前就确定的。牙发育有生长期、矿化期和萌出期三个阶段。乳牙硬组织在胎儿时期就矿化完成，而恒牙除智齿外所有牙冠的牙釉质在8~9岁时已完成矿化。

在牙发育的过程中（8~9 岁之前），补钙可促进牙健康，增加对龋病的抵抗力。但是，牙一旦萌出至口腔，缺钙与龋病之间就没有什么联系了。因此，龋病不是缺钙，再补钙也不能预防龋病，更不能治疗龋病。

三、医生说我是"可乐龋"，真奇怪，喝饮料怎么就喝出了一口烂牙？

有个年轻人来看牙医，说自己 2 年前牙还是好好的，突然就变成了满口烂牙。医生追问原因，原来是他可乐喝得太多了。为什么喝可乐会导致龋病呢？

市面上的很多饮料，如碳酸类含糖饮料可乐、雪碧等，不仅含糖，还有大量的碳酸成分。这些酸性物质和糖分被口腔细菌利用，会软化牙釉质，

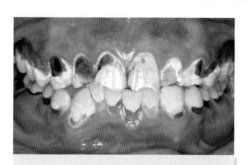

再加上不正确刷牙，导致牙迅速被破坏，在短时间内烂掉，就是"可乐龋"（图 5-1）。因此，适度、适量饮用很重要。特别是在儿童、青少年时期，如果喝过多碳酸饮料，再加上不好好刷牙，就可能给牙带来严重的损害。

图 5-1　大量饮用碳酸饮料导致的龋病

四、父母满口龋齿，孩子也会烂牙吗？

一个焦虑的妈妈带着孩子来看医生，说自己一口虫牙，担心孩子也会和自己一样。父母的龋病会遗传给孩子吗？

龋病不是遗传病。虽然我们经常看到在同一个家庭中，父母的龋齿多，子女的龋齿也多，但这并不是因为龋病从父母遗传到了子女，因为龋病不具有遗传性。之所以会出现这样的情况，是因为家人间的生活环境、食物结

构、口腔细菌的组成、牙的形态结构、牙列和牙弓形态、牙咬合面裂沟深浅、口腔唾液产量及其中和酸性物质和抗菌能力等与患龋有密切关系的因素在父母和子女之间具有相似性。此外，父母的口腔卫生意识和习惯等也可以影响到子女。这些因素的共同作用导致了龋病发病的家族聚集现象，使得我们误认为龋病会遗传。

五、为什么有些人更容易患龋病？

人的一生中，只要口腔中有牙，就有得龋病的风险。哪些人更容易得龋病呢？

1. 乳牙期的儿童　儿童喜欢吃零食，特别是甜食，甚至嘴里含着糖睡觉，同时漱口、刷牙不认真，所以口腔内残留了大量的食物残渣，这些食物刚好是导致龋病的细菌最喜爱的"美食"。此外，乳牙的矿化程度低于恒牙，遭受口腔细菌侵袭的时候更容易脱矿。

2. 12~15 岁的青少年　青少年时期养成好的饮食习惯和口腔卫生习惯十分重要，如进食甜食后漱口、掌握正确的刷牙方法。

3. 老年人　进入老年期后，由于牙龈退缩、牙根暴露、牙缝不易清洁，容易残留食物残渣，牙根表面上常有细菌堆积，极易引起牙根表面发生龋病。

4. 生活无法自理的残疾人、老人、重症患者　因无法坚持刷牙，使他们成为龋病的好发人群。

5. 极度喜欢喝碳酸饮料和果汁的人　碳酸饮料和果汁中含有的大量糖分可以给细菌提供破坏牙的"粮食"。此外，此类饮料的酸度很高，可加快腐蚀牙，导致龋病形成。

6. 接受过头颈部放疗的病人　放疗多会对唾液腺造成伤害，引起唾液分泌不足，进而降低了唾液杀菌、冲洗牙面等功能，引起龋病在短时间内爆发并进展迅速，在很短的时间内破坏口腔内多颗牙。

六、发现牙面上有黑点或黑线，是得了龋病吗？

医生常常告诉我们，龋病和其他疾病一样，早期发现对保持牙的健康功能和美观是非常重要的。在日常生活中，可以通过观察牙的颜色、质地、是否有牙痛等判断是否得了龋病。

第一，观察牙的颜色。健康的牙表面光滑，有类似于瓷器的反光，略微有点透黄。在龋病的早期，这种反光会因为牙脱矿而消失呈白垩色，还会在牙面上出现黑点或黑线。龋病进一步发展会出现牙大面积的褐色、黑褐色，甚者黑色。

第二，观察牙的形态。得了龋病的牙表面会变得不平整，通常还有龋洞形成，出现食物嵌塞。

第三，得了龋病的牙硬度比正常牙减小。因此，有的人在咀嚼过程中会出现牙折断的情况，使牙出现大的缺损。

第四，当龋病进展到一定阶段的时候，牙会在遇到冷、热、酸、甜刺激物的时候出现疼痛。

并非所有的牙面黑点或黑线都是龋病，有的可能只是色素沉着，需要医生仔细检查。定期的专业口腔检查不失为龋病早发现的好办法、好习惯。

七、为什么"六龄牙"是容易得龋病的牙？

最容易得龋病的是下颌的第一磨牙，也就是俗称的"六龄牙"。一是因为"六龄牙"是恒牙中第一颗萌出的牙，在口腔中存在的时间最长；二是因为"六龄牙"的表面有很多的沟槽，容易藏纳食物，不容易清洁。此外，容易得龋病的牙依次是上颌第一磨牙、下颌第二磨牙、上颌第二磨牙、前磨牙、前牙。

最不容易得龋病的是下颌切牙。因为下颌切牙的表面光滑，而且三大唾液腺之一的下颌下腺就开口于下颌切牙处。唾液可持续不断地冲刷下颌切牙。除了唾液的清洁作用，唾液里的抗菌物质还可有效杀灭细菌。

儿童的乳牙患龋病的情况与成人类似，乳磨牙最容易被龋病累及。相对而言，乳前牙被龋病侵害的可能性要低一些。

八、牙上哪些部位最需要仔细清理，重点防范龋病？

最容易得龋病的是磨牙的咬合面，医学上称作殆面。这个牙面容易发生龋病的原因在于咬合面上有许多窄而深的沟，容易藏纳食物和细菌，为细菌提供了天然的"世外桃源"。其次是两个牙相互邻接的地方，医学上称作邻面。两颗牙相邻的牙缝处食物残渣容易堆积又不容易清洁，因此细菌大量繁殖、代谢产酸，导致龋病形成（图5-2）。

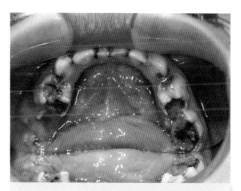

图5-2 上颌牙的殆面及邻面被龋病严重破坏

九、龋病会传染吗？

每个人都可能会被传染上流感或者腹泻。同样地，我们也会担心自己会不会被传染上龋病。龋病虽然不是传统意义上的传染病，但是也具有一定的传染性。就像病毒在人群间传播一样，引发龋病的细菌也一样可以在人群中传播。比如，婴儿和儿童的口腔细菌可来自于妈妈。如果妈妈口腔中的细菌具有很强的致病性，进入孩子口腔中，就可能增加孩子的患龋风险。这就是为什么我们有时会看到父母满口龋齿，其子女也难以幸免。

十、龋病很普遍吗？

龋病就像感冒一样，在人群中非常普遍，是最常见的口腔疾病。根据 2017 年发布的第四次全国口腔健康流行病学调查报告的数据，我国 5 岁儿童乳牙龋病的患病率为 71.9%，12 岁儿童恒牙龋病的患病率为 38.5%，35~44 岁中年人龋病患病率为 89%，65~74 岁老年人龋病患病率为 98%。

十一、为什么龋病会引起牙痛？

正常情况下，牙体硬组织将牙神经（牙髓）严严实实地包裹着，不让它受到冷、热、酸、甜的一点伤害。当龋病发生，龋洞形成，牙体硬组织对牙神经的保护作用就削弱了，这个时候冷、热、酸、甜就会直接刺激牙神经，导致疼痛发生。

十二、龋病有哪些类型？

对医生来说，需要把龋病进行归纳整理分类，以方便理解和治疗。那么，龋病有哪些不同的类型呢？

按病变程度，龋病可分为病变限于牙釉质内或牙骨质内的浅龋、病变限于牙本质浅层 1/3 的中龋、病变达牙本质深层但尚未引起牙髓炎的深龋。

按病变发生部位，可分为发生于咬合面的𬌗面龋、发生于牙颈部的颈部龋、发生于牙邻接面的邻面龋以及颊、唇、舌面龋。

按病变进展快慢，可分为龋坏进展缓慢的慢性龋、病程短发展迅速的急性龋、发展停滞的静止龋以及补牙材料周围出现的继发龋。

一般在就诊时，医生会采用病变程度的分类标准进行诊断，并制订相应的治疗方案。

十三、龋病一定要治疗吗？会不会自己愈合？

一旦发现了龋病，一定要尽快到医院找医生补牙，得了龋病的牙不会自己愈合。如果拖延不治，最坏的结果会导致拔牙，甚至危及生命。

十四、治疗龋病为什么非得钻牙？吃药不行吗？

吃药是治不好龋病的。因为龋病会导致牙体硬组织脱矿成洞，很多细菌腐质堆积在龋洞内，需要钻磨去除。并且，牙体硬组织没有自身修复的功能，不能通过吃药使龋洞长好，只能采用充填材料来修复。

十五、成年人龋病不治有什么危害？

有的人认为得了龋病的牙，不就是有洞嘛，不用它吃饭就行了，为什么非得去补，能拖就拖吧。

对成年人来说，龋病不治疗的危害是相当严重的，比如破坏牙的形态、影响咀嚼功能、影响美观及发音。进一步发展可导致牙髓及根尖周感染和剧烈疼痛，成为感染病灶，导致牙龈脓包、瘘管、发烧，甚至出现颌骨囊肿、间隙感染等严重问题。因此，龋病不可小视。

十六、为什么别人补一次牙就好，而我却需要好几次？

根据龋病的不同程度，医生会给患者制订不同的治疗计划。

当龋病处于早期，仅有牙脱矿而没有出现龋洞的时候，可以采取一些无创的治疗方法，比如用涂氟的方法促进唾液中的无机离子重新沉淀到脱矿的部位，诱导牙再矿化，从而终止疾病的进展。

当有龋洞形成，但是龋洞不大的时候，医生会将龋洞内的腐质小心去除后，使用材料将龋洞补起来。当龋病累及很广，大部分牙体组织都缺失的时候，医生会选择嵌体、高嵌体以及烤瓷冠等方法来解决难题。

总之，小小的龋病，大大的学问。牙缺损的程度不一样，治疗方法也各不相同，需要的时间同样也不一样。

十七、补牙的材料有哪些？

现在常用的补牙材料有银汞合金、复合树脂和玻璃离子水门汀。

银汞合金作为补牙材料已经有较长的历史，最早可追溯到唐代。这种补牙材料耐磨、性能稳定、对牙髓无刺激，但是颜色不好看并且需要磨除较多的牙体硬组织。

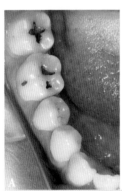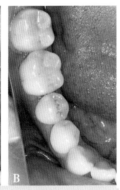

图 5-3 龋病的充填修复材料
A.银汞合金充填　B.改用复合树脂充填后

复合树脂是目前运用最广泛的补牙材料，通过粘接剂粘接于牙上，可最大限度地模拟牙的颜色和光泽，既美观又好用，又称为牙色材料（图 5-3）。

玻璃离子水门汀也是一种常规的充填材料，它最大的优点是释放氟离子帮助预防龋病，但是耐磨性、美观性都不如复合树脂，多用于儿童龋病的治疗。

十八、为什么医生要对我进行龋病治疗的难度评估？

龋病临床治疗的难度因素包括患者的全身因素、口腔因素、个体龋病易患性、治疗技术和材料、陈旧修复体的处理以及技术敏感性等。医生对患者进行龋病治疗难度评估，主要的目的在于达到治疗效果的最优化。因为龋病治疗前需要评估患者的全身因素，只有全身状况和心理状况能承受龋病治疗的患者方可继续临床治疗环节，否则需要先行相应专科的治疗，以保证患者的安全。口腔局部因素可直接影响龋病治疗难度以及治疗效果，治疗前的有效评估有利于治疗方案的制订和优化。个体龋病的易患性是影响牙体修复成败的决定性因素。易患性可影响治疗和再治疗的决策，而原有充填体的处理应依据其缺陷或缺损情况做出修补或替换的决策。

（李继遥　何金枝）

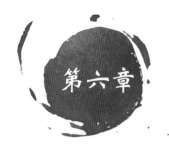

第六章

牙髓病与根尖周病

一、牙髓为什么会得病?

　　正常的牙髓位于牙的中央,是一种很脆弱的软组织,外面由坚硬的牙本质、牙釉质严密包围,保护牙髓不受到外界的损伤。通常情况下,我们只能看到外面坚硬的牙。牙体硬组织限制了牙髓血液只能通过牙根尖末端的小孔与全身相通,为牙髓疾病的发生埋下了伏笔。

　　当牙受到损伤之后,外面的保护层就会发生破裂、缺损,继而失去保护作用,让脆弱的牙髓暴露出来。虽然有时候肉眼看不见这些裂隙,但是对于同样肉眼看不见的细菌来说就是很大的通道了。此时,细菌就会进入牙内部的牙髓中,感染牙髓,引起牙髓发炎坏死,发生牙髓疾病,使我们产生疼痛等不适。

二、如何预防牙髓病?

　　预防牙髓病,首先需明确哪些情况可能会导致牙髓病的发生。牙髓病是由细菌感染所引起，因此只要能够引起口内细菌进入牙髓的疾病就可以引起该病的发生。龋病是引起牙髓疾病最常见的原因。除龋病外，牙外伤折裂、牙颈部的缺损，牙磨损都可能导致牙髓直接暴露于口腔环境，给口腔内细菌感染牙髓提供了可乘之机。

要预防牙髓疾病的发生，就可以从源头上对以上可能导致牙髓感染的疾病进行早期预防，一旦发生及时治疗。

三、牙髓病是如何发生发展的？

牙髓组织敏感而脆弱，当它受到外界的刺激时，就会"闹点小情绪"来引起我们的注意。

引起龋齿的细菌刚刚刺激到牙髓时，仅表现为遇到冷热刺激不舒服，正如遇冷打喷嚏一样，这是牙髓提醒我们要赶紧去看医生了。此时牙髓正处于充血的状态，及时去除病原刺激，修补坏掉的牙，就可以恢复到原有状态。

如果忽视了牙髓的提示，它就会用更强硬的"手段"提醒我们它正在遭受病菌的侵犯。在这个阶段，当牙髓遇到冷刺激时，会产生较强烈的疼痛，而当刺激去除，疼痛也会消失，此时只要处理及时，牙髓仍有可能恢复健康，继续工作。此阶段称为可复性牙髓炎。

若我们对如此强烈的提示仍不重视，"垂死挣扎"的牙髓组织会让您再也无法忽视它。在这一阶段，即使没有任何刺激，牙髓也会自发地产生剧烈疼痛，且疼痛往往放射至同侧的头面部，让人寝食难安，此阶段称为急性牙髓炎。此时只能进行根管治疗。

牙髓因无力反抗而走向死亡。此时，它再也无法产生疼痛来提醒我们，我们只能从变得灰暗的牙色来判断牙髓的死讯。这也就是牙髓炎的最终归宿——牙髓坏死。此时需要进行根管治疗，如果根管治疗不能解决问题，就需要进行根尖外科手术治疗。

四、牙遇冷遇热不舒服且偶尔剧痛是什么病?

这是牙髓发炎的早期,即可复性牙髓炎。细菌或毒素侵入位于牙中心的牙髓引起早期炎症反应,使牙髓处于不健康状态,经过适当的治疗后,有可能恢复正常。

可复性牙髓炎的表现简单概括就是时好时痛、害怕冷热。牙接触到冷、热、酸、甜刺激时,会出现瞬间的疼痛,特别是对冷的食物特别敏感,而一旦刺激去除,仅几秒就可缓解。有的人疼痛程度稍重,因此会避免这些部位受到刺激,但不会影响正常的饮食、睡眠。此时,牙在提醒我们它已经生病了,需要立即看医生。通过适当治疗,牙髓有可能恢复健康。如果不及时就医,病入膏肓,就无法保留活牙髓了,牙就变成死牙了。

五、"牙痛不是病,痛起来真要命",到底是什么牙病?

这是急性牙髓炎,是一种牙髓受到外界细菌严重感染引起牙剧烈疼痛的炎症性疾病。该病发生时间短,并且常常突然发生,因此此类牙髓炎叫做急性牙髓炎。

急性牙髓炎的典型表现是剧烈疼痛,并且常具有以下特点:①疼痛自行发作,并且一阵一阵地发作。自行发作是在没有受到任何刺激的情况下,突然发生剧烈的疼痛。一阵一阵地发作即疼痛有一个缓解的过程,就是说一会儿剧烈地疼痛,一会儿又感觉不痛了,一会又开始痛,这个过程循环往复。也可能表现为持续性疼痛,但有时疼痛加重,有时减轻,有时还可以感觉到一跳一跳地痛。②疼痛多在晚上突然发作。③疼痛呈放射性或者牵涉性,即开始可能感觉一个地方痛,之后感觉牵扯到耳朵、太阳穴,甚至头都跟着痛。④自己说不清到底是哪颗牙痛,感觉每颗牙都有一点痛。⑤可能有喝冷水或者热水疼痛都加重,或者喝热水疼痛加重,喝冷水疼痛反而缓解的情况。

六、牙时不时隐隐作痛是患了什么病?

这种情况可能是患了慢性牙髓炎,是最常见的一类牙髓炎。它的临床症状不是很典型,容易误诊而延误治疗。慢性牙髓炎的发生往往是随着以下几种情况开始出现的:

1. 患牙有过牙体治疗史　曾经患有深龋的牙,对牙髓是否已经存在损伤无法判断,在牙体治疗后可能会发生牙髓炎。

2. 患牙有过牙髓治疗史　曾经接受过牙髓治疗的牙,如果根管治疗不彻底,留有残髓或遗漏根管,可能出现慢性牙髓炎的症状。

3. 牙严重磨耗　对于老年患者、咀嚼力过大的患者,牙磨损、磨耗特别严重时,可能导致牙本质暴露,致使冷、热等温度刺激,细菌等刺激进入牙髓内,引起慢性牙髓炎。

4. 牙颈部缺损　由于不当的刷牙方式,可能导致尖牙至磨牙的颈部的楔形缺损,引起牙本质暴露,致使冷、热等温度刺激、细菌等刺激进入到牙髓内,同样可以引起慢性牙髓炎。

慢性牙髓炎的表现:一般不发生剧烈的自发性疼痛,但有时可出现不甚明显的阵发性隐痛或者每天出现定时钝痛。通俗地说,就是老百姓所说的隐隐作痛。因炎症是发生于近根尖孔处的根髓组织,所以患牙多有咬合不适感或轻微咬合痛。此时患牙需要行根管治疗。

七、牙不痛,只是变黄或变黑,是患病了吗?

是的,这种情况可能是牙髓坏死。牙髓坏死是指牙髓失去活性而死亡的状况。坏死的牙髓有利于细菌生存繁殖。因此,它比健康牙髓更容易受到细菌等微生物的感染。若不及时治疗,病变可向根尖周组织发展,导致根尖周炎。

患者常因牙变色而就诊。牙变色是指牙由原来有光泽感的淡黄白色变成没有光泽的暗黄色或灰黄色，与其他正常牙的外观颜色不一样。一般情况下，牙髓坏死后没有任何症状或不适，不会出现冷、热刺激痛，但患者一般曾有牙自发疼痛或夜间疼痛、牙外伤、补牙、修复治疗或正畸治疗的病史。部分牙髓坏死的患者可能会出现症状，如自发痛。如果疾病已发展到根尖周组织，还可能出现患牙受压、咬合不适或疼痛的感觉。

八、牙髓疾病不治疗会自己好吗?

牙髓疾病不会自己好，只会越来越加重。牙髓疾病是由于细菌感染牙髓所引起，而牙髓位于牙的中心，由坚硬且不能变形的牙体硬组织包裹，仅在根尖孔与其余软组织连通。人体自身的防御修复能力无法抵抗感染细菌，可引起牙髓发炎、坏死。细菌在根管内大量生长繁殖，进一步发展蔓延可引起根尖周围组织发炎，形成慢性感染病灶，可能引起机体其他器官感染。因此，牙髓疾病一旦发生，应立即就医，阻止疾病的发展，预防感染病灶的形成。

九、牙剧烈疼痛几天后就不痛了，是不是牙好了，不需要看医生了?

牙剧烈疼痛几天后不痛了，并不是好了，而是蕴藏着更大的"风暴"。牙髓是牙组织中唯一的软组织，位于牙本质围成的牙髓腔内，借狭窄的根尖孔与根尖周组织相连。牙髓内分布有丰富的神经，可以感受外界刺激。牙髓一旦感染发炎，牙髓充血水肿，里面压力急剧升高，压迫牙髓神经，会出现剧烈疼痛。压闭牙髓血管，牙髓血供断流，很快会发生坏死，牙髓神经坏死后牙就不痛了。人体自身的防御修复能力无法到达牙髓，感染细菌仍然在坏死牙髓部位大量生长繁殖，并蔓延到根尖周围组织引起根尖周围组织发炎。牙不痛不是牙自己好了，而是牙神经坏死了，里面的感染仍然存在。因此，不能简单以为牙不痛了，病就好了。

好牙不会痛，不痛并不意味着就是好牙。正常的牙，牙髓在完整的牙体及牙周组织的保护下是不会疼痛的。但是，痛过的牙渐渐不痛了很可能是牙髓在激烈的"战斗"后"一命呜呼"了。因此，牙痛时最好能及时就诊进行处理。如果引起牙疼痛的各种原因没能及时就诊处理，就算牙已经不痛了，也应该到医院进行诊治，以免小病拖成大病，能保留的牙拖延到只能拔除。

十、为什么我觉得是左边的上颌牙痛，医生却说是左边的下颌牙得了牙髓病？

对于急性牙髓炎的患牙，常常会牵涉到好牙也能感觉到疼痛。一侧牙的感觉都是由同侧的三叉神经支配的，从三叉神经节中分出的上牙槽前、中、后神经支配上颌牙，分出的下牙槽神经支配下颌牙。除了支配上、下颌牙的神经，三叉神经节还分出了支配额顶部皮肤的额神经、支配颧颞部皮肤的颧神经、支配颊部皮肤的颊神经等许多分支。当某一颗牙的牙髓受损伤发生急性牙髓炎后，较为剧烈的疼痛信息沿着神经，如三叉神经节传递，但是三叉神经节并不能完美地分辨出疼痛的信息是哪个神经传入的，就会误以为是从其他牙或者额部、颞部的皮肤引起的疼痛，称为牵涉痛。急性牙髓炎的一个典型症状就是牵涉痛，患者并不能明确指出是哪颗牙疼痛得最厉害，不能区分是上颌牙痛还是下颌牙痛，有时还会有耳颞部、颈枕部疼痛。牙髓炎的牵涉痛也有一定的规律可循：多数发生在后牙；牵涉部位只在单侧，不会影响到对侧；上颌后牙最常见的牵涉部位是颧部和颞部；下颌后牙多牵涉到锁骨、耳部和枕部。所以，牙髓炎疼痛时，患者不能定位患牙就不奇怪了。

十一、牙髓病有哪些治疗方法？

发生牙髓病时，医生会根据病情的严重程度来选择治疗方法。

当牙髓仅处于牙髓充血即可复性牙髓炎时，主要的治疗原则是去除刺激，可以通过将保护牙髓，缓解、消除牙髓炎症反应的药物充填在牙洞内来对牙髓进行安抚治疗从而保存健康牙髓。

当牙处于急性牙髓炎时，牙髓腔内部压力增大引起剧烈的疼痛，往往难以忍受，这时医生会将牙钻开，进行开髓减压来止痛，同时将感染的炎症牙髓直接拔除或在牙髓腔内封入失活剂（"杀神经"药），待到牙髓被杀死后再进行根管治疗。

如果发生牙髓炎等疾病后依旧未治疗这颗牙，那么牙髓会因细菌感染加重，最终无力抵抗而发生牙髓坏死。此时牙髓腔内处于感染状态，就要进行完善的根管治疗，清除根管内的坏死牙髓、细菌及细菌所产生的有毒产物，并将根管进行严密充填，消除根管系统内的感染并预防再感染。

在某些疑难病例中，根管治疗并不能完全解决病痛，还需进行显微根尖外科手术、意向性牙再植，甚至拔除患牙来治愈疾病。

十二、龋病与牙髓炎都有疼痛表现，如何区分？

龋病所引起的疼痛多表现为冷、热、酸、甜饮食或食物嵌入龋洞后产生的敏感或酸痛感，程度相对较轻。待冷、热、酸、甜等刺激去除后，疼痛也会随即立刻消失。产生这种疼痛的原因是因为龋病使牙结构的完整性遭到破坏，外界的冷、热、酸、甜刺激会渗入到牙内，激惹牙髓组织，牙髓组织中的神经受到刺激后产生疼痛。

牙髓炎引起的疼痛多为无缘无故的疼痛，程度相对较重。疼痛的表现形式会因炎症的急、慢性期而有所不同。牙髓炎急性期时疼痛多为跳痛、锐痛或难以忍受的剧痛，可伴有夜间痛。慢性期时疼痛多为钝痛、隐痛、胀痛或仅为不适感。牙髓炎时，冷、热、酸、甜等刺激也可引起或加重疼痛，刺激去除后疼痛会持续一段时间或刺激去除后数分钟出现较重的疼痛反应。产生疼痛的原因是因为牙髓炎时产生的炎性物质使牙内部压力升高，压迫神经，进而产生疼痛。

十三、为什么即使同一个医生，有时对不同牙的根管治疗效果也不一样？

不同牙的根管形态天生就不一样，有的牙根管粗大且较直，犹如人们在高速公路上开车，道路平坦开阔，只要遵守操作规程就能获得好的治疗效果；有的牙主根管细小弯曲，犹如乡间的羊肠小道，治疗起来比较困难，因此获得良好效果也很困难。如果在主根管旁还有侧枝根管或根尖分歧，感染细菌若在这些地方生长繁殖，要彻底清理，采用目前的根管治疗技术有时是非常困难的。因此，根管治疗的效果不仅与治疗医生的水平有关，而且与治疗牙的根管解剖形态以及细菌感染的严重程度密切相关，有时出现同一医生对不同牙的根管治疗效果有差异就不奇怪了。

十四、为什么根管治疗前要进行治疗难度分级和难度评估？

根管治疗时，医生会告诉患者治疗难度是3级。那么，根管治疗难度分级是怎么回事？为什么要进行难度评估呢？

根管治疗难度分级是医生根据患牙位置、根管形态、感染状况、患者张口度和全身情况对治疗难度进行的评级。分为1~4级，难度依次增加，对医生的技术、治疗所需设备的要求也逐渐增高。医生根据患牙的治疗难度不同，选择不同的材料、设备、技术，以获得最佳疗效。一般情况下，1级、2级治疗难度的患牙，经过正规培训的口腔医生都能获得良好的治疗效果。

3 级治疗难度的患牙，就需要临床经验丰富的全科医生或者牙体牙髓科医生诊治，需要牙科手术显微镜、镍钛根管预备系统、热牙胶充填系统等专用设备，才能获得良好的治疗效果。4 级治疗难度是目前保留患牙治疗的最高难度，需要由有丰富临床经验的牙体牙髓专科医生诊治，需要治疗 3 级难度患牙的设备，经过显微根管治疗术或者显微根尖外科手术才能获得良好的治疗效果。4 级治疗难度的患牙保存治疗对医生的技术、医疗机构的设备、所用的器械材料要求非常高，风险相对大。

根管治疗难度评估还用于患牙的疗效评估。一般来说患牙治疗难度越大，则治疗风险越高，疗效预测越不确定。

治疗前对患牙的根管治疗难度进行评估有利于医患对患牙的治疗难度、治疗风险、治疗效果有一个全面、客观的分析、评价和了解。

（黄定明）

十五、根尖周病是怎么形成的?

牙是全身最坚硬的器官，但它的中心却是空心的（空心部分专业名称为髓腔，牙冠部分为髓室，牙根部分为根管），正常时充满了由血管、淋巴管、神经组成的软组织，也就是我们常说的牙髓。当牙患龋病时，口腔细菌找到入口进入髓腔，感染牙髓，导致牙髓病，再经过根尖孔，感染根尖周组织，引发根尖周病。此外，牙遭受撞击时，根尖周组织也会因为局部血管遭受挤压，血液循环障碍而导致周围组织发生无菌性炎症。

十六、咬东西时牙根痛、牙龈起脓包、脸肿是怎么回事?

口腔门诊很多患者都有脸肿、牙龈脓包、不敢咬东西的情况，其实这就是患了根尖周病。初患根尖周病时，根尖周组织因为发炎肿胀会导致牙浮出伸长，与对应牙接触时出现咬合痛。如果这时未采取有效治疗，根尖周不断产生的炎性物质进一步扩散到牙龈时就会形成脓肿、瘘管等（图6-1），而炎性物质如果扩散到周围软组织便会引起脸肿。

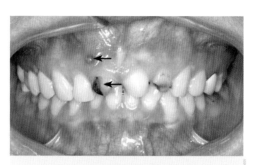

图6-1 根尖周病导致牙冠变色、
牙龈瘘管（箭头示）

十七、小时候摔跤磕了一下门牙，当时没明显不适，现在却发现门牙慢慢变黄了，咬东西没劲儿，是怎么回事？有办法治吗？

牙被撞击后会造成根尖周组织短暂缺血或造成牙体肉眼不易察觉的裂纹，虽然当时没有明显感觉，但时间长了以后，根尖周组织缺血会导致牙髓缺血，而细菌也会通过裂纹进入髓腔，这些最终都会导致牙髓坏死。牙髓坏死分解产物沉积到牙体组织后牙颜色就会发生变化。牙髓坏死产物扩散到根尖周时会引起组织肿胀，导致牙咬合疼痛，不敢咬合，进一步扩散会形成牙龈脓肿、瘘管。就诊时医生通过临床检查和拍X线片可发现门牙的根尖病变，根管治疗是治疗此类疾病的有效方法。门牙的变色可以通过牙漂白来解决，变色严重的也可采用树脂或瓷贴面等修复方法来改善。

十八、为什么别人得了根尖周病没事，我得了却异常疼痛，完全不敢碰牙？

根尖周病分为急性根尖周炎、慢性根尖周炎两种类型。患急性根尖周炎时，由于炎性产物局限在根尖组织，患者牙咬合痛明显，尤其到化脓期时，脓液集聚无法引流，更会出现患牙持续性跳痛，不敢触碰，周围软组织肿胀。而慢性根尖周炎时，由于炎性产物得到引流，根尖周炎症部分消退，所以患者一般仅有轻微的咀嚼不适感，X线检查可发现根尖区骨质破坏的影像，有的患者可出现牙变色。

十九、如何判断自己得了根尖周病？需要哪些检查？

首先，由于大部分根尖周病来源于牙髓病变，所以患者大多有牙痛的经历。其次，由于炎症发生在根尖周，患牙都有不同程度的咬合疼痛。此外，牙变色、牙龈起包、瘘管或曾患龋病、牙损伤，有过牙治疗经历的情况都有助于判断是否患了根尖周病。一般情况下，医生通过探查、轻叩牙及检查相应牙龈，结合X线检查即可诊断。

二十、根尖周病容易与哪些疾病混淆？

许多口腔疾病甚至全身性疾病会表现为牙痛，比如根尖周病、牙周脓肿、干槽症、上颌窦炎、三叉神经痛等（表6-1）。如果患者不能正确判断，

表 6-1   与根尖周病相似疾病的自我鉴别要点

病名	表现
根尖周病	病灶牙有龋坏或损伤，咬合痛，牙龈起包，急性期出现跳痛、咬合痛明显
牙周脓肿	牙完好，有松动；牙龈肿胀、疼痛。有咬合痛；长期患牙周病（"火"牙）
干槽症	拔牙3~4天后出现的伤口剧痛
上颌窦炎	除牙痛外伴有头痛、鼻塞、脓鼻涕
三叉神经痛	突然发作的"闪电"样疼痛，只持续数秒
心绞痛	胸前区剧痛（压榨性、窒息性疼痛），有时表现为肩痛、牙痛

可能影响治疗。尤其是患急性根尖周炎时更应注意与心绞痛区分（有少数心绞痛患者的疼痛会放射到口腔，表现为牙痛），以免延误病情。

二十一、根尖周病不及时治疗有什么危害？会影响邻近牙吗？

急性根尖周炎疼痛明显，不及时治疗会影响正常工作和生活，疼痛严重时会诱发心绞痛、高血压等全身性疾病。慢性根尖周炎如不及时治疗，可发展成为根尖周囊肿等疾病，增加治疗难度的同时还可能导致邻近牙的不保，继续发展会累及上颌窦、下牙槽神经管等重要结构，产生更加严重的后果。如果是儿童乳牙患了根尖周病，不及时治疗会造成乳牙过早脱落和影响其下方恒牙的发育和萌出。

二十二、根尖周病会自愈吗？只吃药行不行？

根尖周病一般不会自愈。牙髓腔内的感染物会源源不断地通过根尖孔到达根尖周组织。当感染物毒力较弱而身体抵抗力较强时，表现为慢性根尖周炎，患者没有明显不适。当感染物毒力较强而身体抵抗力较弱时，患者就会表现为急性根尖周炎，疼痛明显。吃药虽然可以减轻疼痛、肿胀等症状，但是无法清除根管内的感染物，病变不能完全愈合。此外，由于患者疼痛得到缓解，往往容易忽略进一步的治疗，最终会导致病变的加重。

二十三、根尖周病怎么治疗？需要治疗几次？

根管治疗是目前治疗根尖周病的最有效手段，其原理是利用根管治疗的特殊设备和器械建立一条牙面→根管→根尖的通路来清除感染物质，达到促进病变愈合的目的。分为三个步骤：①钻通髓腔（开髓）后，疏通进入所有根管的通路；②根管整形和消毒（根管预备和消毒），去除感染牙髓，对根管进行修整和消毒；③封闭根管（根管充填），使用特殊的材料严密封闭根管，隔绝口腔和根尖周组织（图6-2）。这样便达到了促进根尖周病变愈合和防止复发的目的。根管治疗整个疗程一般需要1~3次。治疗结束观察1周后，如无疼痛不适便可进行下一步的修复，如树脂充填、戴牙套等。

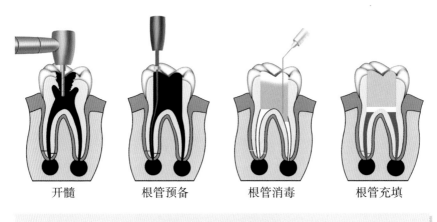

| 开髓 | 根管预备 | 根管消毒 | 根管充填 |

图6-2 根管治疗步骤

二十四、听说根尖周病严重了要做手术，是不是真的？

急性根尖周炎一般不需要手术，根管治疗后便能治愈。但是，如果根尖周病得不到及时治疗，最终发展成根尖周囊肿或患牙根尖病变长期不愈导致根尖和周围骨组织破坏就需要手术治疗了。幸运的是，跟身体其他部位手术相比，根尖周病手术是非常小的手术，创伤小，愈合也快得多。

二十五、为什么很严重的牙痛一钻牙就不痛了？根尖周病钻完牙还是咬不了东西，是医生没把神经"杀死"吗？

牙中心的牙髓因为龋坏等原因被感染导致牙髓炎时，髓腔压力增高和炎性物质共同作用于神经会产生剧烈疼痛。这时钻牙能瞬间释放髓腔高压，使炎性物质排出，疼痛便得到快速缓解。根尖周病时，钻牙的目的是提供一条通道来去除坏死牙髓，引流根尖周的渗出物和脓液，缓解根尖区压力，减轻疼痛。但是，根尖周软组织的炎性肿胀不可能马上消退，就像摔了一跤，受伤的膝盖也需要一段时间来消肿和恢复行走功能。所以，即便钻了牙，也不能马上正常咬东西，牙功能的恢复需要一定的时间。

二十六、根尖周病治疗完要做牙套保护牙，有必要吗？

根尖周病患者由于龋坏、牙体磨耗等原因，大多数牙治疗前就有牙体组织缺损。根管治疗时，钻牙去除坏死组织和打通到根管的通路使得牙体硬组织进一步丧失，牙会变得更加脆弱。同时，根管治疗后，剩余牙体硬组织失去了牙髓的营养，水分丧失会引起包括韧性在内的物理性能发生变化，降低牙的咀嚼能力。所以，治疗结束时医生都会嘱咐患者做牙套保护牙，以避免牙折裂后导致牙的拔除。这样做也可以通过牙套来恢复牙冠因为病变导致的颜色和外观缺陷。当然，如果治疗过程中牙组织缺损很少，也可以采用树脂充填、嵌体修复等方式来恢复牙的完整性。

二十七、根尖周病能预防吗？

根尖周病的发生是由于龋病、损伤引发牙髓病，牙髓病进一步发展而来的。做好以下三点就能减少根尖周病的发生：①控制龋病的发生。龋病的发生是一个漫长的过程，导致龋病发生的细菌从黏附到牙面，直至牙面发生早期龋病改变就需要 1 年的时间。因此，注意口腔卫生，早晚刷牙，控制糖制品的摄入，纠正儿童、老人睡前进食后不刷牙的习惯非常重要。②定期口腔检查。定期口腔检查是及早发现龋病的有效手段。此外，检查时及时治疗发现的龋病，能阻止细菌进入牙髓和最终引发根尖周病。③保持牙的完整性，防止牙髓暴露、感染。日常生活中要做好剧烈运动的防护，杜绝不恰当使用牙，如开启瓶盖等。尤其是教育儿童做好自我保护，防止玩耍时跌倒可能导致的牙折裂、牙髓暴露感染，就能预防根尖周病的发生。

（陈黎明）

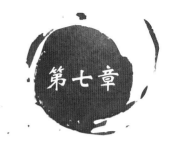

第七章

牙体硬组织非龋性疾病

一、什么是牙的正常颜色？

正常牙的颜色是有光泽的乳白色，同时透出淡淡的黄色。把牙比作一件瓷器，最外面一层是牙釉质（珐琅质），正常厚度约 2~2.5mm，类似于陶瓷表面的那层釉，表面光滑且耐磨，但与陶瓷表面不同的是，牙釉质是一层半透明的白色硬组织。牙釉质的下方是牙本质，类似于陶瓷的胎，呈淡黄色。因此，正常牙（牙冠）颜色是乳白色，同时透出淡淡的黄色。

儿童时期，健康牙的颜色为乳白色。随着年龄的增长，牙釉质矿化的程度越来越高，也越来越透明，显露牙本质的颜色越来越明显，从而给我们造成一种牙"越来越黄"的错觉。

由于不同的人、不同的年龄、不同部位的牙釉质、不同厚度和透明度的牙本质，牙的颜色会呈现出轻微的差异。严格来说，牙颜色不是均匀单一的纯白色，如牙颈部颜色稍深些，但是这种细微的差异常常需要口腔科医生等专业人士才能鉴别。

二、什么样的牙颜色是异常的？出现异常该怎么办？

在老百姓眼里，牙面应该是有光泽的白色、与唇红、牙龈和皮肤色泽相互协调、自然和谐。简而言之，"唇红齿白"才是大众审美的基本标准。

如果我们照镜子，而且不以过于挑剔的眼光看，第一眼就觉得自己的牙颜色异常、不自然，比如太黄、灰或黑，抑或是存在没有光泽的白色、黑色、棕黄色的斑点、斑块和沟纹，就应该去找口腔科医生了。牙颜色异常可能是因为外源性色素，也可能因为内源性色素导致的。

1. 外来的色素附着或沉积在牙的表面，包括下列情况：

（1）经常进食含有色素的食物，如烟、茶、咖啡等。

（2）经常使用某些化学物质，如含氯己定的漱口水等。

（3）口腔卫生习惯不佳，细菌在牙面上大量堆积。

这些原因导致的牙颜色异常可以通过改变饮食习惯和口腔卫生习惯来预防和控制。如果牙面上已经有色素沉积，只有去医院通过洁牙（俗称"洗牙"）来清除。

2. 牙的内部结构颜色异常的原因包括：

（1）在牙生长发育期间（0~7岁），生活在高氟地区摄入过量的氟；服用了四环素类药物；因全身性疾病、口腔局部疾病，导致牙釉质、牙本质色泽异常。

（2）牙外伤、龋齿等原因导致牙髓坏死，也会导致牙变色。这类原因导致的牙变色，洗牙通常是无效的，需口腔科医生根据具体原因和变色程度制订出相应的治疗方案。

3. 如果发现牙表面有黑色、棕色或棕褐色改变，且存在缺损，有可能是龋齿，需要去医院进一步检查，避免龋病进一步发展危害牙髓健康。

4. 内外混合着色　随着年龄增长，牙本质的矿化程度增加。同时，外来色素渗透入牙本质，牙也会变黄，即"增龄性黄牙"。

三、牙萌出后表面就是坑坑洼洼的，后来又出现了不同颜色的不规则斑块，为什么会这样？能去掉吗？

这种现象很可能就是医学上所说的牙釉质钙化不良或牙釉质发育不全。儿童是在 0~7 岁期间，因全身性疾病或口腔局部疾病的影响，牙釉质生长发育障碍所致。对于这类情况，医生一般会采用美学修复技术予以治疗，而且能获得令人满意的效果。

1. 原因　从胚胎期的第 5 周开始，直至出生后 7 岁左右是牙生长发育的关键时期。在这个时期，如遇不利因素的干扰，可能导致牙形态、质地异常，发生牙釉质矿化不良，甚至发育不全。影响牙生长发育的不利因素包括：

（1）遗传因素：通常会累及全口牙。

（2）营养缺乏：如维生素 A、维生素 C、维生素 D 等缺乏，低钙血症。

（3）疱疹类或其他严重感染性疾病：如麻疹、水痘、猩红热等发热感染性疾病。

（4）乳牙牙根严重感染，可能影响乳牙下方的单颗或多颗恒牙。

由于牙釉质钙化不良或发育不全，会导致部分牙本质裸露，牙表面粗糙，饮食过程中不断有外来色素沉积。因沉积色素的种类、时间及量的不同，牙面着色斑块色泽深浅不一。这类情况多发生于恒牙，而且常常左右对称发生。症状较轻者，牙表面形态基本完整，但会出现色泽和透明度的改变，如变成无光泽的白色（白垩色）或者黄褐色。如果症状较严重，牙表面出现窝状、带状或片状的黄色、黄褐色或棕褐色缺损。

2. 预防措施和治疗方法　预防牙釉质钙化不良或发育不全，主要是在牙生长发育期间，特别是在 1~3 岁的婴幼儿时期，应做到下列事项：

（1）平衡膳食、保证充足的营养摄入。

（2）预防疱疹类或严重感染性疾病。

（3）预防和及时治疗乳牙疾病。

3. 由于牙釉质矿化不良或发育不全的牙极易磨耗，且易患龋病，因此应积极采取下列措施：

（1）尽早去看医生，及时进行牙体美容修复，修复方法包括复合树脂充填修复、瓷贴面修复以及冠修复等。

（2）使用含氟牙膏或局部涂氟，保持良好的口腔卫生习惯，控制糖的摄入，预防龋病的发生。

（3）改变喜欢咀嚼硬性食物的习惯，避免牙过度、过快磨耗。

四、什么是四环素牙？

在牙生长发育期间（从胎儿期至出生后 7~8 岁），如果母亲孕期或者哺乳期服用四环素类药物（如四环素、土霉素、强力霉素等），或者儿童服用了四环素类药物，这些药物就可能沉积到牙中，使牙呈现灰色、棕色或褐色，甚至导致牙形成凹坑状的残缺，这就是四环素牙。

预防四环素牙的关键是母亲在怀孕、哺乳期间不能服用四环素类药物，孩子在出生后至 7~8 岁期间也不能服用四环素类药物。

五、我父母的牙灰灰、黑黑的，据说是四环素牙，会不会隔代影响我的孩子？

四环素牙不是遗传病，不会影响后代。母亲怀孕期间或孩子在出生后至 7~8 岁间服用的四环素类药物会沉积到牙中，但并不会影响人的遗传基因。因此，四环素牙患者不用担心会遗传给下一代，当然更不可能发生隔代遗传。

六、四环素牙可以治疗吗？

四环素牙是可以治疗的，经过治疗能够获得令人满意的效果。根据四环素牙的着色程度和有无缺损，治疗方法有活髓牙外漂白、树脂或瓷贴面修复和全冠修复三种。具体采用哪种方法，建议听取医生的专业意见。

1. 活髓牙外漂白　活髓牙外漂白是将以过氧化物为主体的美白剂均匀涂抹在牙表面，其渗透进牙内部，分解牙本质色素，从而达到美白效果。

外漂白不用磨牙，漂白效果一般维持 2 年左右，适用于治疗轻中度没有明显牙体缺损的四环素牙，但不适合 16 岁以下儿童、孕妇及有严重牙周病的患者。

2. 树脂或瓷贴面修复　贴面修复往往需要磨掉薄薄的一层牙，再粘贴上如同正常牙颜色的树脂或者瓷片来遮挡黄棕色的四环素牙。树脂贴面相对便宜，但是耐磨性、机械抗力、遮色效果和寿命都不如瓷贴面好。贴面的遮色效果有限，对颜色较深的四环素牙效果不佳。

3. 全冠修复　对于重度、棕黑色四环素牙，建议采用烤瓷冠或全瓷冠修复。

七、牙的颜色黄黄的、灰灰的，形态也不正常，据说是氟斑牙，什么是氟斑牙？

在牙生长发育期（0~7 岁），摄入过量的氟导致牙发育异常，这种异常发育的牙称为氟斑牙。氟斑牙的主要表现包括：

1. 色泽异常　牙面上可见白色、浅黄、黄褐色、深褐色或黑色的线条、斑点或斑块，着色范围可大可小，甚至波及整个牙面。

2. 形态异常　表面牙釉质缺损，缺损可以是点状、带状或片状。

八、为什么会患氟斑牙？

患有氟斑牙的原因与在牙在生长发育期（0~7 岁）摄入过量的氟有关。过量摄入氟的途径主要有 3 种。

1. 饮水　在一些北方地区，饮用水源是含有过量氟的地下水。

2. 燃煤污染　西南地区部分居民采用高氟煤矿直接烘烤食物，如玉米等，导致食物中氟含量较高。

3. 饮茶　部分少数民族地区、部分汉族居民习惯饮用砖茶，由于砖茶含氟较高，长期饮用可能造成氟在体内蓄积。

九、氟斑牙能预防和治疗吗？

氟斑牙是能够预防的，也能够获得很好的治疗效果。

如果生活在高氟地区，预防氟斑牙的主要方法就是控制氟的摄入量。主要包括改进水源降低饮水氟含量、改变饮食习惯、改进炉灶等方式降低氟的总摄入量。此外，生活在高氟地区的儿童应避免使用含氟牙膏、加氟漱口水，因为这可能增加患氟斑牙的风险。

对于氟斑牙的治疗，应该找专业的口腔科医生进行检查，评估严重程度后确定治疗方案。一般来说，仅有牙着色并无明显牙体缺损的患牙可以采用牙釉质微磨除法、漂白法、渗透树脂等技术方法，可以达到理想的美观效果；而对于有明显牙体缺损的氟斑牙，要视缺损程度选择树脂贴面、瓷贴面或全冠修复等修复方法。

十、氟斑牙会不会遗传给下一代？

氟斑牙是不会遗传给下一代的。摄入过量的氟并不会影响遗传基因，因此不用担心氟斑牙会遗传给下一代。

十一、前牙有一颗牙外形像"锥子"，这样的牙正常吗？

如果不是在尖牙（俗称"虎牙"）位置上的牙外形像"锥子"，那么这颗牙的外形就是异常的。医学上称为锥形牙，也常常是多长的牙，又称额外牙。顾名思义是正常情况下不应该有的牙。额外牙多见于上颌中切牙（俗称"门牙"）之间，也可以发生在其他部位。

锥形牙与遗传因素有关。锥形牙常常短小，没有功能，影响美观，常伴有其他牙、牙列畸形，如先天缺牙、多生牙、牙列不齐等，甚至颅面发育异常。

十二、长了锥形牙该怎么办？

如果发现有锥形牙，建议找口腔科医生进行检查、鉴别。一般需要先进行口腔检查，并拍摄口腔 X 线片，确定是否伴有其他牙畸形，从而确定相应的治疗方案。

1. 仅单个牙为锥形牙，同时牙列整齐，如果牙根足够长且稳固，在不影响牙列美观和功能的前提下，可以做一个牙套戴在上面，以矫正牙外形，恢复其功能。

2. 锥形牙牙根短小，可以将牙拔除，通过正畸的方法将缝隙关闭，恢复美观和功能。需要注意的是，对于锥形牙的治疗和处理，越早进行越好。

3. 单个牙为锥形牙，同时牙列不整齐或其他畸形需要矫正者，一般建议拔除锥形牙后通过正畸关闭牙间隙，同时矫正牙列畸形。

十三、门牙中间有一条明显的缝隙，采用什么治疗方法合适？

门牙产生间隙的原因有很多种，治疗需要根据原因采取相应的方法，具体如下：

1. 间隙下方的牙床还有未萌出的额外牙　儿童期换牙后可能出现前牙间隙，常常不需要特殊处理，随着两侧牙萌出，牙会自行调整"排好队"，间隙可能会自行关闭。但是，如果间隙较大（一般大于 3~4mm），1~2 年间隙都不自行缩小，这种情况可能是因为间隙下方牙床内还有没长出来的牙，常常为额外牙，可以通过拍牙片予以明确。如有额外牙，可以等待一段时间待萌出后拔除。如果长期不能萌出，则需切开牙床进行手术拔除。额外牙拔除后需密切观察，间隙可能在两侧牙萌出后自行关闭，也可以通过正畸矫正或修复的方法关闭间隙。

2. 唇系带附着过低　在两个中切牙与上唇之间有一根连接的系带叫唇系带。如果唇系带附着的位置位于两牙之间的牙床顶部，则可能导致两牙之间出现缝隙。这种间隙如果在上颌尖牙替换之后仍然存在，则应找医生进行检查，以确定是否需要做手术修整唇系带，使间隙自行关闭，必要时也可通过正畸方法来关闭间隙。

3. 不良习惯　咬嘴唇、咬手指、张口呼吸、习惯性吐舌等儿童的不良习惯会对前牙形成经常性的、向外的力，使前牙外展、外移形成"龅牙"，"龅牙"之间出现间隙。解决的方法就是先戒除不良习惯，然后采取正畸的方法关闭间隙。

4. 牙畸形或牙缺失　若前牙或全口牙形态过小或缺失，则可能导致门牙中间出现间隙，这种情况需要口腔科医生根据具体情况采用正畸或修复等方法关闭间隙。

5. 牙周炎　患有牙周炎的患者，牙会松动，并在咀嚼食物的过程中受到向外的力导致牙移动从而逐渐产生间隙，通常还会伴随牙龈出血、口腔异味等症状。这类患者需要在系统牙周治疗后再进行间隙关闭。

十四、牙上有畸形中央尖，是怎么回事？

畸形中央尖是牙发育畸形的一种，常常是刚萌出的牙表面突起一个圆锥形结节，其内部有牙髓深入其中。多见于下颌前磨牙，就是从中间门牙开始数的第四或第五颗牙，位于口角附近，偶尔也可见于上颌前磨牙，常左右对称发生。

牙冠好比是一个四周坚硬的"盒子"，"盒子"里面装着牙髓（俗称"牙神经"），因为有了"盒子"的保护，牙髓就可免受外界细菌的侵扰。畸形中央尖就像"盒子"顶部的中央凸起一个短小的"牛角尖"，然而这个"牛角尖"并不坚硬，在咀嚼过程中容易折断、破裂，细菌因此通过这个破裂的缺口进入"盒子"内导致牙髓感染，随之出现肿痛、化脓。

十五、孩子刚换的前磨牙上有一个"细小牙尖"，不小心咬折了，又痛又肿，该怎么办？

前磨牙上的"细小牙尖"在医学上称为畸形中央尖。咬折了也不要急，一般是可以进行有效治疗的。

牙根一般在牙萌出后的3~5年发育完成。细小的畸形中央尖在咀嚼过程中容易折断，牙髓可能因此感染坏死，牙根发育停止并导致牙根发育不全。畸形中央尖的治疗要根据具体情况确定治疗方案。

1. 圆钝，不妨碍咬合、不易折断的畸形中央尖可以不处理。

2. 尖而长的畸形中央尖容易折断，应早发现、早看医生、早行预防性处理。具体方案应该由口腔科医生来决定，一次性磨除中央尖行预防性充填修复，或多次少量调磨中央尖。

3. 如果畸形中央尖不小心被咬折了，出现肿痛、化脓，应尽快到医院进行相应的治疗。大多数情况下，即使牙根发育不全，如果治疗及时，患牙仍然可以保留。

十六、牙的色泽和形状异常会遗传给孩子吗？

牙的色泽、形状异常的疾病很多，但哪些会遗传、哪些不会遗传呢？掌握一个简单的规律就可以弄明白。

一般而言，遗传因素主要影响牙的形状（轮廓）、大小、数目和排列，极少影响牙的色泽。因此，牙形状（轮廓）、大小、数目和排列异常的疾病有可能会遗传给孩子。单纯的色泽异常，不管是萌出时还是萌出后的色泽异常都与遗传无关。当然，要分清楚是否是遗传病，还是建议找口腔科医生最终诊断和鉴定。

（方厂云）

十七、牙数目少应该怎么办？

天生牙少一般认为与家族遗传或牙胚发育早期受到干扰有关。如果不影响美观和功能可以不管它，影响吃东西或者不好看，就需要镶牙或者种牙补上它。如果小朋友的乳牙掉得太早，牙数目少了，就需要做一个保持器，把这个位置留住，以免影响下面的恒牙长出来。

十八、牙数目多应该怎么办？

一般长在两颗门牙中间的额外牙形状同正常的牙不一样，像个"小锥子"，不好看，可以拔掉。拔之前可以拍 CBCT 看看这颗牙的牙根在哪、斜向哪里及与旁边牙的关系，别伤了周围的牙。

如果额外牙没长出来，藏在骨头里头，看不见也没有感觉，那就留着它。但是，如果它的生长会破坏到周围正常的重要器官，就需要拔除了。

如果额外牙周围的正常牙坏了，而额外牙的样子长得跟正常牙差不多，且牙根又够长，可考虑拔除正常牙，留下额外牙。

十九、全口天生缺牙是怎么回事？

全口天生缺牙大部分是家族遗传基因导致的，遗传特点很复杂。也有一些是孩子胚胎发育异常、母亲怀孕期间营养不足、在胎儿期牙形成的早期受到辐射或感染了一些有害的微生物引起的。一般是由环境、食品污染、感染等因素使胎儿在母体中发育到 3~4 个月的时候出现损伤所导致。

二十、为什么牙越来越短，牙尖也磨平了？

牙稍稍变短，牙尖变平是很正常的，毕竟我们的牙用了这么多年，不停地吃东西导致牙一直在磨损，尖的地方很自然会被磨得比较钝甚至比较平，当然也会被磨短。但是，如果牙过短的话就要注意了。可能是因为过度磨损导致的，比如平时咬太多硬的东西，紧张时紧咬牙关，晚上睡觉有磨牙的习惯，上、下颌牙对位不正确，咬合紊乱或不平衡都会导致牙磨短，牙尖磨平的发生。

二十一、什么原因会导致牙磨损？

导致牙磨损的原因有很多，比如横向刷牙或者很用力地刷牙、经常用门牙嗑瓜子、用牙咬开啤酒瓶盖等不良习惯很容易造成牙齿缺损。此外，晚上有夜磨牙的习惯，久而久之牙也会被磨平。有些颞下颌关节紊乱病的患者会出现不平衡、不自主的磨牙，也会导致牙过多的磨损。总体来说，生活中的不当用牙习惯或精神压力过大导致经常性磨牙，经过时间的累积就会导致牙磨损。

二十二、牙磨损需要治疗吗？如何治疗？

牙过度磨损是一种慢性疾病，因为牙不会像身体其他地方那样会自行修复，所以是需要治疗的。

1. 改掉不良的刷牙习惯和用牙习惯，保护好牙。不要用牙咬硬物，应选用刷毛纤细、柔软的牙刷，学习巴氏刷牙法等正确的刷牙方法可以有效保护牙。要想牙不被磨损最好保持正确的用牙和护牙习惯。

2. 有夜磨牙的人可以到医院制作殆垫，在睡觉时配戴。

3. 有些牙磨损，可以用补牙的材料进行修补。如果磨损得太厉害了，就需要用与牙颜色类似的材料堆塑成磨损前牙的形状，或为牙套一个"帽子"（专业名称为冠修复）来保护牙。

4. 如果牙的磨损已经引起牙髓的病变，就需要进行牙髓的治疗。

5. 如果由于牙磨损导致咬合不平衡，引起颞下颌功能紊乱，还需要到颞下颌关节科进行进一步的治疗。

二十三、为什么牙与牙龈之间会有凹槽？

牙颈部的结构是比较薄弱的，长期咬东西受力就可能会发生损坏，就好像塑胶拖鞋用久了容易断裂一样，牙颈部会产生凹槽，专业术语称为楔状缺损。其产生的原因除了上面说的长期使用受力疲劳之外，口腔里也会有一些酸性的东西腐蚀牙、长时间横向刷牙、牙本身长得不是很正、喜欢咬硬物或者喜欢吃酸的东西都会加速凹槽的发生和发展。

二十四、为什么牙的颈部经常会冷热敏感？如何处理？

牙的颈部硬组织结构比较薄弱，覆盖在牙本质表面的硬组织很薄。当牙龈退缩，硬组织暴露或者受到损伤后，刺激因素很容易通过薄弱区刺激牙里面的神经，导致牙冷热敏感。

如果是因为牙龈退缩导致的敏感，牙体硬组织没有受到较多的破坏，可以采用药物或者激光等脱敏的方法来进行治疗。如果牙体硬组织受到了破坏，就需要做修补，一般修补后冷热敏感会有较大的改善。

二十五、为什么中老年人易患楔状缺损？

中老年人的牙龈都会有一定的退缩，导致牙颈部和牙根暴露。暴露的牙颈部和根面，容易受到外力的损伤和酸性物质的刺激，会加速楔状缺损的发生和发展。

二十六、楔状缺损必须补吗？

如果缺损很小几乎看不到，也没感觉就可以不补。缺损很明显或牙不舒服就一定要补。牙缺了一块不仅不好看，有时还会引起冷热敏感或吃甜食敏感不舒服，严重时牙就变"细"了，万一不小心用力咬就容易折断。即使没感觉、没咬断，缺的地方离牙髓很近，牙髓容易受刺激，容易发炎。所以，楔状缺损应该早补，补了就可以避免这些问题发生。

二十七、牙出现小裂纹怎么办？

仔细观察牙的时候发现牙表面有一些细小的裂纹，这些细小的裂纹是由于长时间用牙引起的。

一般情况下，如果牙在喝冷水或刷牙时不出现疼痛、咬硬物时患牙不出现疼痛、没有自发性疼痛或不舒服的情况发生时，不需要特殊处理。但是，在日常生活中需要注意保护，避免用此牙咬硬物。

如果出现裂纹的牙在喝冷、热水或刷牙时有疼痛，咬硬物时出现疼痛或自发性不舒服，应及时去医院治疗。在确认牙裂的深浅程度后，根据情况进行处理。若是表浅的裂纹补起来即可。若是裂纹较深到达牙髓，需要进行牙髓治疗后，进行牙冠保护或拔牙处理。

二十八、吃饭的时候牙咬到一点就剧痛，是怎么回事?

这可能是牙上已经发生了我们看不见的一种损伤的表现。通常发生牙隐裂的可能性大。因为裂纹非常细小所以很难观察到，而且有时也咬不到。在咬东西时，如果正好咬到裂纹的地方，刺激顺着裂纹传导到牙的深层，那里的神经细胞就会有反应，感到剧烈的疼痛。此外，牙根纵向裂开时，吃东西也会刺激到牙里的神经和牙周围的神经，也会在咬到牙时发生疼痛。

二十九、牙隐裂后能不能直接粘贴在一起?

隐裂的裂纹太细了，很难有粘接剂能够渗透到里面直接进行牙的粘接。目前的粘接剂也没有那么强大，能够把牙直接粘起来再咬东西。因此，牙隐裂时需在去除隐裂纹后再进行粘接与充填，或者用牙套进行保护。

三十、牙咬裂后会不会像手上的伤口一样自己长好?

很可惜，牙是不会自己长好的。手上的伤口能自己长好的原因是皮肤的细胞拥有分裂能力可以再生，皮肤本身可以不断更新。但是，生成牙釉质的细胞在出生以后就已经不存在了，生成牙本质的细胞在牙髓里且更新能力有限。所以，牙咬裂后只能通过外界治疗来恢复功能，不能自己长好。

三十一、我的牙为什么那么容易裂？

牙裂的原因可能有以下几方面：

1. 牙在萌发期营养不够，牙本身缺乏营养，发育得不好或者矿化得不好，不够坚硬，一般与缺钙、铁、锌有关。

2. 有些人的牙在发育过程中形成一些较深的裂沟，如果咀嚼时用力过猛，容易顺着这些沟裂折裂。

3. 随着年龄的增加或有颞下颌关节紊乱病等疾病的患者，产生不均匀的牙磨耗而导致咀嚼时受力不均，受力大的部分就容易形成裂纹。

4. 与日常生活习惯有关。在进食过程中一时太热一时太冷，在冷热作用下会使牙在急冷急热情况下产生裂纹。

5. 与咀嚼硬食物有关。有些食品较硬，如骨头、果壳等，这样必然增加了牙的负担。

6. 有的人因牙髓坏死或患牙病经拔髓治疗后，牙本身有缺损又没有养分供给，变得特别脆，抵抗外力的能力下降，如果没有做牙套保护，就比较容易裂。

三十二、牙裂了该怎么办？

牙表面看到的小裂纹只是表面的一点点缺陷吗？可以视而不见吗？其实不然，它们可能只是冰山一角！当牙出现了小裂纹的时候，一定要赶紧去看医生，看看牙到底损伤到什么程度了。如果小裂纹只在表面的话，问题不大，但是如果小裂纹到了牙的重要部分——神经、血管的话，牙就会大大"折寿"了。

如果牙上的裂纹比较表浅，可以先用酸表面处理，之后用一些粘接材料把牙裂纹行一定的修补。

如果牙上的裂纹出现颜色改变或者有龋病发生，应该把龋坏部分去掉，再用补牙材料把牙洞补好。

如果牙裂纹很深，已经伤到牙髓，就需要先进行牙髓治疗，再进行整个牙冠的保护。

全部治疗结束后，如果咬东西还会痛，牙周围组织会反复肿胀，说明裂纹太深，感染顺着裂纹发展不能控制，就只能拔牙，再做假牙了。

三十三、隐裂牙治疗后还会再裂开吗？

一般治疗隐裂牙时会沿着裂纹磨牙，把带有裂纹的部分去除，然后用一些补牙材料恢复牙原来的形态。但是，这种方法只能把能检查到的隐裂纹去除，不排除牙上的其他部位还有一些微小的隐裂纹，所以在下次咬硬物的时候或者磨牙太用力等情况下一样有可能在新的地方裂开。此外，修补裂纹就像缝衣服一样，将裂开的地方缝起来，周围还是存在比较薄弱的地方，容易发生进一步的撕裂。因此，在隐裂牙治疗后，要注意这颗牙的保护和使用，不要用这颗牙吃太硬的东西。隐裂牙一旦确诊，最好的办法是做牙冠把患牙保护起来。

（江千舟）

三十四、家人说我晚上睡觉常发出"咯吱"的咬牙声，这是病吗？

晚上睡觉常发出"咯吱"的咬牙声，这种现象叫夜磨牙症，就如同做梦、说梦话一样，不用过于紧张。磨牙症是在非进食情况下发生的不自主的咀嚼运动，分为日磨牙症和夜磨牙症。日磨牙症是在清醒状态下产生的。夜磨牙症是在睡眠状态下产生的。

三十五、俗话说"夜里磨牙，肚里虫爬"，是真的吗？

夜磨牙症的病因尚不明确。有些儿童夜间磨牙的确是由于肠道寄生虫不断蠕动，刺激肠壁的末梢神经，反射性地引起磨牙现象。如果粪便检查发现有肠道寄生虫，可以及时服药驱虫。但是，肠道寄生虫不是引起磨牙症的主要病因。近年来的研究发现，精神紧张等社会心理因素、遗传因素、一些神经系统性疾病、服用抗精神疾病类药物、吸烟等因素是引起夜磨牙症的主要因素。

三十六、长期睡觉磨牙会有什么不良后果？

长期夜磨牙可导致牙体磨耗、肌肉和关节疲劳、疼痛以及暂时性头痛，严重时可影响正常的口腔功能，如咀嚼、言语和吞咽等。夜磨牙症病因复杂，发病机制尚不完全明确，目前还没有公认有效的治愈方法。一旦发现患有夜磨牙症应尽早就医。治疗方法：从病因入手，进行口腔干预治疗，纠正不良咬合习惯，如偏侧咀嚼；调整精神状态，心理放松；治疗全身性疾病；养成良好的生活习惯等。

三十七、最近牙敏感，牙面失去光泽并且牙面上出现凹陷，是酸蚀症吗？与平时爱吃偏酸的水果有关系吗？

近期出现牙敏感、牙面失去光泽、出现凹陷是酸蚀症的临床表现，但是不能仅从这三点就确诊酸蚀症。酸蚀症的致病因素主要是长期接触酸或酸酐造成牙体硬组织丧失。一般吃水果不会引起牙酸蚀症，但是研究指出长期高频率大量食用偏酸的水果，牙表面会出现不同程度的脱矿，长期大量食用酸性食物和碳酸饮料易引起酸蚀症的发生。

三十八、如何预防酸蚀症?

1. 原因　引起酸蚀症发生的原因分为内源性因素和外源性因素。

（1）内源性因素：各种原因导致的胃液反流，如胃溃疡、食管裂孔疝、妊娠、酗酒等。

（2）外源性因素：长期、大量饮用酸性饮料（可乐、醋、酒等）。职业因素，品酒或长期接触酸性环境的工作者是酸蚀症的高危人群。长期在经氯气处理不当的泳池内游泳易造成牙酸蚀。

2. 注意事项　根据上述原因，为了预防酸蚀症的发生，日常生活中应该注意的事项包括：

（1）注意刷牙，保持口腔卫生。若食用酸性食物后应立即用水漱口，而不能立即刷牙，否则会加速牙体硬组织的丧失。研究指出，饭后至少隔半小时或 1 小时再刷牙可减少牙釉质的损伤。建议使用软毛牙刷、含氟牙膏、颗粒较细的牙膏。

（2）减少酸性食物的摄入。研究指出，增加牛奶、奶酪、无糖酸奶的摄入可促进软化的牙釉质再矿化，降低酸蚀症发生的风险。饭后咀嚼口香糖可促进唾液分泌、预防酸蚀症的发生。改变不良饮食习惯，例如在嘴里含饮料等，预防酸蚀症。

（3）积极治疗消化系统相关疾病，减少胃液反流的发生。

（4）对于职业暴露的高危人群应注意劳动保护。

三十九、经常吃东西"倒牙"，使用脱敏牙膏后仍不见好转，有其他治疗方法吗?

"倒牙"在医学上称为牙本质敏感症，需明确病因，对症治疗。由龋病引起的牙敏感需到正规医院就诊补牙；由刷牙不当引起的牙磨损，医生会进行口腔卫生宣教，建议选择小头软毛牙刷，采用正确的刷牙方式（如巴氏刷牙法），合理使用牙线。牙龈退缩的牙周病患者应尽早进行牙周治疗。咬合磨耗、长期饮用碳酸饮料引起的牙敏感，可选择适合自己的脱敏牙膏，也可到正规医院涂布脱敏剂保守治疗。药物脱敏无效的患者，可采用不可逆性治疗，如冠修复，必要时甚至去髓治疗。

四十、为什么"倒牙"的症状容易反复发生？

牙本质敏感的危险因素包括以下几个方面：

1. 牙体硬组织病　正常情况下牙表面有一层牙釉质，用来保护里层的牙本质，一旦牙磨耗、楔状缺损、牙折、龋病等因素破坏这个保护层，易导致牙本质过敏，也就是常说的"倒牙"。

2. 牙周组织病　牙周组织病也就是牙周病，可造成牙龈退缩、牙根表面暴露，导致牙本质敏感。

3. 有患者说自己曾在医院补牙，当时敏感症状消失，可一段时间后又出现了牙敏感，可能是由于补牙材料脱落造成的，这时应到医院检查重新补牙。

目前牙本质过敏症的发生机制尚处于研究状态，有些人即使牙本质暴露也没有过敏症状出现，有些人虽然表面牙釉质完整却也会出现牙本质敏感，这充分说明了该病的复杂性。也有研究发现，牙敏感与气候、环境变化，精神心理状态，全身系统性疾病等因素相关。所以，大家应正视"倒牙"，放松心态，一旦出现牙敏感，应及时到医院就诊。

四十一、牙外伤有哪些类型？

牙外伤包括牙体硬组织损伤、牙周膜损伤和牙脱位。常见的牙体硬组织损伤根据发生的部位，可以细分为牙冠折裂、牙根折裂和冠根联合折。

牙冠折裂是最常见的牙外伤类型，可单独累及牙釉质或同时累及牙釉质及牙本质。有些情况下，牙外伤没有直接影响牙冠，而是造成牙根折裂，根据折裂线的方向可分为牙根纵折与牙根水平折。冠根联合折是指牙冠及牙根上均有折裂。

四十二、牙外伤去医院检查，医生说没什么大问题，却要求我定期复查，是为什么呢？

牙外伤后，虽然牙完好，牙髓会受到一定程度的影响，牙髓活力的恢复需要一个过程。通常受伤后牙髓活力测试反应不一。如果受伤 3 个月后牙髓仍然有反应，说明大多数牙的牙髓神经活力是能继续保持的；如果一开始外伤后牙髓活力测试有反应，后来转变为无反应、牙变色，则表示牙髓已坏死，需行根管治疗。所以，受伤后第 1、3、6、12 个月应定期复查牙髓状况，检查牙有没有变色，根据相应症状及时进行处理。

四十三、牙外伤行根管治疗术后，总觉得咬合不舒服，是怎么回事？

发生这种情况的原因可能包括：①根管治疗失败，牙根尖部有感染存在，会觉得咬东西不舒服，需要重做根管治疗；②外伤后牙根折裂但未发现，应及时到医院就诊；③因牙外伤形式多样，外伤后有发生牙根吸收的可能，应定期随访观察。

四十四、牙外伤后牙龈肿胀、牙松动怎么办？有什么注意事项？

牙外伤后应尽快就医，清理创面，及时复位，固定松动牙。治疗期间应注意口腔卫生，配合漱口水含漱，必要时到医院进行创面清洁；勿用患牙咀嚼，尽量让患侧休息；饮食上以清淡、流质、软性食物为主（如面条、粥），勿食用过热的食物；长期随访，复查时间一般为受伤后第1、3、6和12个月。

若儿童牙外伤导致牙脱落，正确的做法包括：

1. 找回摔掉的牙，手指只能拿着牙白色的牙冠部分，不能捏牙根。

2. 用清水或生理盐水冲洗牙，即使牙根上有灰尘或脏东西，也千万不要用牙刷去刷或用刀去刮牙根。

3. 把牙放在牛奶、生理盐水中，或者让孩子含在舌头下方。

4. 尽快到医院治疗，越快越好，如果能在牙摔掉半小时内把牙重新放回牙窝内，牙的存活率会比较高。

四十五、牙外伤后为什么要拍X线片？

牙外伤后拍摄X线片是很有必要的，是用于辅助临床诊断，判断牙根是否折裂、牙外伤的类型，为确定相应的治疗方案提供重要依据。此外，术前拍摄X线片也便于复查时比较治疗效果。

四十六、摔断的牙还能恢复美观吗？能接上吗？

这要依据牙断裂的位置判断牙是否具有保留价值，是否需要行修复前的根管治疗术，是否需要行冠延长术。若牙断裂的位置较深，无保留价值，应及时拔除行种植或其他修复术。若有保留价值且需行根管治疗术的牙，可在根管治疗术后通过冠修复或者贴面恢复美观。若牙折断面较小，不需要行根管治疗术，可用复合树脂或冠修复恢复美观，也可以将断裂部分接上。

四十七、牙外伤后，为什么医生拔掉了外伤牙上松动的部分？

牙外伤后，将外伤牙上松动的部分拔除可判断断面是否露髓及余留部分的情况，确定治疗及修复方案。

四十八、牙摔断后断面疼痛不敢碰是怎么回事？

牙摔断后断面疼痛不敢碰，往往是由于牙本质暴露或牙髓暴露所致。牙结构由外向内依次是牙釉质、牙本质、牙髓。牙本质结构复杂，内含很多牙本质小管，当外伤导致牙本质暴露时，外界对牙本质表面刺激会引起牙本质小管内的液体发生多向流动，这种流动传到牙髓，会引起牙髓神经纤维的兴奋而产生痛觉。牙髓内富含丰富的神经，且仅含有疼痛感受器，当受到各种外界刺激时都表现为痛觉。正是因为这些原因牙摔断后断面疼痛不敢碰。这时应尽快到专科医院就诊，以免延误治疗。

四十九、孩子牙外伤后必须等到长大后才能处理外伤的牙吗？

孩子牙外伤后必须尽早就医，而"小孩的乳牙迟早要换掉，外伤后不处理也没有关系"的错误观念一定要纠正。儿童贪玩好动，难免造成各种损伤。在日常生活中，7~10岁儿童的牙外伤更常见。儿童牙外伤造成的影响很多，包括牙缺损后导致的美观、发音、咀嚼及牙排列方面的问题。当损伤较严重伤及牙髓时还会出现疼痛、肿胀等症状，影响恒牙胚的发育，严重时还可能导致牙丧失。一旦出现这种情况儿童可能需要终生配戴假牙，给以后的工作和生活带来不便。所有这些损伤都可能危及孩子的身心健康。

（杨　健）

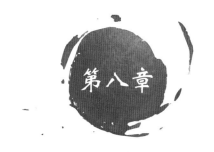

第八章

牙体牙髓病的检查和治疗

一、看牙为什么要用探针检查？

探针可用来检查牙表面有没有粗糙、勾拉或插入的感觉，也可探查牙上龋洞的位置、深度、大小、酸痛以及有没有累及神经，初步判断患牙龋病的严重程度。

二、医生检查时为什么要敲一下牙？主要是为了检查什么？

这种检查方法称为叩诊，常用的器械是镊子，医生用镊子水平方向敲击牙的咬合面是为了检查该牙的牙周膜是否健康，垂直敲是为了检查根尖部的组织是否健康。叩诊不会对牙造成伤害。

三、小冰棒是干什么用的？必须行此检查吗？会疼吗？

小冰棒是用来进行冷测试的，测试结果是诊断牙髓病也就是通常说的牙神经是否感染的关键，通过观察牙对冷刺激的反应，判断牙神经的活力。正常的牙髓对冷刺激有一定的耐受值，冷测试时正常牙髓是不会疼的，而牙髓发炎时牙感觉较敏感，牙髓变性时牙感觉迟钝，牙髓坏死时则无反应。

四、为什么要用加热棒烫一下牙？会疼吗？不会把牙烫坏吧？

加热棒是用来进行热测试的，它是通过观察牙对热刺激的反应从而对牙髓神经状态进行判断的方法。这种测试不会把牙烫坏，正常的牙髓对热刺激有一定的耐受范围，而牙髓发炎时牙感觉敏感，牙髓变性时会感觉迟钝，牙髓坏死时没有感觉。

五、口腔检查时医生扪诊是为了检查什么？

扪诊就是用手指在病变部位进行触摸和按压，凭医生和被检查者的感觉对病变组织的硬度、范围、形状、活动度等进行判断，以提示牙周组织是否有创伤，根尖周组织是否有炎症。

六、牙髓活力电测仪是测试牙髓神经死活的吗？

检查牙髓神经活力的仪器叫牙髓活力电测仪，它是通过观察牙在不同强度电流的刺激下患者的耐受程度，从而对牙髓神经的死活进行判断。如果牙髓神经有活力会有一种麻麻的电刺的感觉，如果坏死则没有感觉。

七、治疗牙病时需要打麻药吗？不打行不行？

治疗牙病时，医生会根据患牙神经的状态以及病情的严重程度，确定是否需要打麻药，也叫局部注射麻醉。局麻可以减轻患者疼痛，带来治疗的舒适感。适量的麻药对身体本身没有伤害，但注射前需仔细问诊以明确患者有无麻醉禁忌。

八、补牙需要拍牙片吗？辐射大不大？对身体会不会有伤害？

医生借助牙片可以判断牙上龋洞的位置、深度、大小以及是否累及牙神经，规范记录牙治疗前的状况。一般情况下建议拍片。牙片的辐射量很小，尤其是目前数字化影像已经代替了传统的胶片，辐射量大大降低。拍摄一次牙片的辐射剂量约为 $5\mu Sv$，相当于坐 1.5 个小时飞机所受的辐射，而且在拍摄时医生也会给患者做好防护，所以拍摄牙片不会对人体造成伤害。

九、龋齿在什么情况下可以直接补？什么情况下不能或不需要补牙？

龋病如何治疗取决于牙破坏的程度。如果处于龋病的早期，没有出现龋洞，医生会选用涂氟等药物处理的方法进行治疗，这个时候就不需要钻牙充填。如果出现龋洞则需要根据深度和牙髓状况来选择治疗方法。龋洞不深，离牙髓神经远，可采用树脂等材料直接补牙；龋洞深接近牙髓神经，要先判断牙髓神经状态，没有出现牙神经感染的症状，可以直接补牙；龋洞深已经穿通牙髓，或者有明确牙髓感染，就不能直接补牙了，需要治疗牙髓病后才能补牙。

十、牙补完之后会疼吗？需要吃消炎药吗？

目前的补牙材料多为树脂类，可以即刻光固化。补牙后可以正常咀嚼，一般不会出现疼痛，但极个别患者会出现不适，如冷热刺激后出现短暂疼痛，一般半个月内可自行缓解。若出现咬合痛，即一咬东西就疼，则需去医院进行调整。若充填后出现阵发性自发痛、夜间痛、疼痛不能定位，则需及时去医院治疗。

补牙后出现不适吃消炎药是无用的，患者可以与医生联系，进行专业处理。

十一、补牙有哪些材料？如何选择？

常用的补牙材料有4种：①银汞合金，硬度大，颜色不美观，不适合前牙；②光固化复合树脂，颜色仿真牙色，硬度也和牙体组织相似，是目前使用最多的补牙材料；③玻璃离子水门汀，耐磨性差，颜色类似于牙色，光泽度差，但可以释放氟离子帮助防治龋病，适用于过渡性修复；④烤瓷、全瓷等材料，颜色美观，硬度也好，也可用于补牙，但价格较高。

医生会依据龋洞的大小选择不同的材料，一般情况龋洞都可以用树脂材料直接修补。但是，如果龋洞大，尤其是牙尖、邻接面破坏严重，就适合选择间接修复方式。对于乳牙、根面龋，玻璃离子水门汀也是一种较好的选择。

十二、用复合树脂补牙时，为什么要用蓝光照？会不会对眼睛造成伤害？

光固化复合树脂的主要成分包括树脂基质、无机填料、着色剂以及光敏剂。大部分光固化复合树脂的光敏剂是樟脑醌，这种光敏剂对波长 470nm 的蓝光最敏感。补牙时蓝光会使复合树脂在短时间内迅速固化。蓝光对视网膜会有损害，在照射过程中医生应行防御性保护，佩戴黄色防护眼镜或者使用滤光片。由于蓝光照射的部位是牙上的树脂，照射范围局限，故不需要对患者眼睛进行特别的防护，告知患者闭上眼睛即可。

十三、刚补完的牙能马上咀嚼吗？有哪些注意事项？

补牙所用的材料不同，需要注意的情况也不同。玻璃离子水门汀基本固化需要的时间是 24 小时，所以补牙后需要涂防护漆或凡士林保护，24 小时内不能使用。银汞合金在充填结束时硬固尚不完全，在此期间不能承受咀嚼压力，24 小时后方能正常使用。复合树脂光照后可以迅速固化，补牙后即可使用，但是对于后牙牙尖缺损、前牙切角缺损修复后，建议不用患牙啃硬东西，以免材料脱落。

十四、牙补好后还会坏吗？还需要回去看医生吗？

任何补牙治疗都不是一劳永逸的，当然需要定期看医生。补过的牙可能会再次患龋，补牙材料也可能脱落，也可能发生新的龋坏。因此，正常情况下，建议每年进行一次口腔检查。龋齿多的患者建议半年甚至 3 个月一次，若出现牙痛、充填材料脱落等情况则需要尽快就诊。

（牛卫东）

十五、保髓治疗是怎么回事？

1. 什么是牙髓？牙髓有何作用？

牙髓是位于牙坚硬的外壳内部的神经、血管，我们看不见它，却能感觉到它的存在（图 8-1）。喝冰水时感到牙发酸，这是温度刺激传到牙髓产生的感觉。咀嚼食物时，有时牙会不小心被小石子磕到，非常疼痛，这是外力刺激传到牙髓产生的感觉。老百姓通常称牙髓为牙神经，因为它大部分的功能是感觉疼痛（图 8-2）。这些不舒服的感觉实际上是身体在提醒我们牙正在遭受伤害，应尽快采取保护措施。比如水太冷，应立刻吐掉；食物太磕牙，应立刻张开嘴。若放任牙受到伤害而不管，不舒服的感觉就会慢慢发展成俗话说的"牙痛不是病，痛起来真要命"，说明此时问题已经很严重了，需要

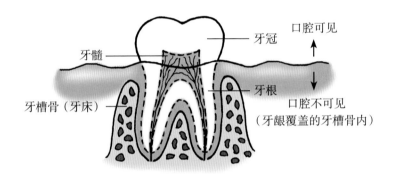

图 8-1　牙髓在牙中的分布

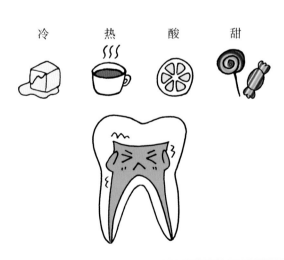

图 8-2　牙髓的感觉功能

及时处理。除了上述对刺激的感觉功能，牙髓还具有营养牙、促进牙体生长等重要的功能。所以，把牙髓看作是牙的"心脏"也不为过。

2. 保髓治疗是什么？有何意义？

既然牙髓如此重要，当疾病累及牙髓时，保存牙髓的活力和功能就成为治疗的首要任务。此时，医生采取的保存牙髓活力和功能的治疗方法称为保髓治疗。对于青少年或者年轻人来说，保存牙髓可以帮助牙继续生长发育。对于成年人来说，保存牙髓可以保留牙髓对牙的营养功能，保留牙对冷、热、酸、甜的感觉，还能终生保持牙体组织生长。总之，保髓治疗的最终目的就是为了保留牙髓的功能，延长牙的寿命。

有人会觉得即便去除牙髓，牙不是照样可以使用吗？费那么大力气保存牙髓，还可能再痛，为什么还要保髓呢？虽然牙在丧失牙髓活力后，通过治疗仍可以使用。但是，长期来看，这种失去牙髓活力的牙也将失去营养，失去自我修复能力，失去防御能力等，与保髓治疗成功后的牙相比，总体使用寿命将显著缩短。因此，一旦有症状就想放弃牙髓活力的做法是不恰当的，只有当牙髓发生较为严重的损伤时，医生才会建议患者选择去除牙髓的治疗方法。

3. 保髓治疗是如何进行的？

根据不同的病情，保髓治疗的具体实施方法会有所不同，但大致可以分为以下四个步骤（图8-3）：

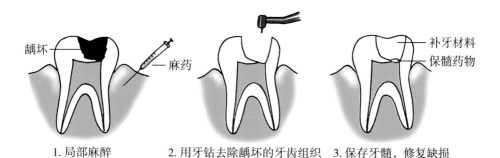

1.局部麻醉　　2.用牙钻去除龋坏的牙齿组织　　3.保存牙髓，修复缺损

图8-3 保髓治疗示意图

（1）局部麻醉：因为是在牙髓活力尚存的牙上进行治疗，所以需要打麻药对牙进行局部麻醉，否则治疗过程会非常疼痛。

（2）消除病因：首先，医生需要去除牙上面已经腐烂的部分，之后再进一步判断牙髓的损伤是否严重，牙髓活力保留的希望有多大。

（3）保存牙髓：如果牙髓损伤不严重，就需要利用特殊的保存牙髓活力的药物或材料，放在牙髓创面上，促进牙髓活力恢复。这一步骤根据实际情况不同，可能需要一次或多次就诊。

（4）最终修复：保存牙髓的药物或材料缺乏强度，容易脱落，无法直接咀嚼食物。因此，在它们的上方，还需要有一层高强度的、不易脱落的修复材料来恢复牙缺损部位的外观和功能，这类材料包括复合树脂、玻璃离子水门汀等。

十六、牙在哪些情况下可以行保髓治疗？

通常牙出现以下情况，可以考虑保髓治疗：

1. 当牙撞断了，牙里的牙髓（牙神经、血管）露出来了，这种情况一定要赶紧去医院治疗。因为牙髓暴露在外界时间越短，细菌感染程度越轻，就可以争取最大程度地保存牙髓，达到最好的治疗效果（图 8-4）。

2. 虫牙烂得太深，医生在治疗过程中，清理虫牙的牙洞时，发生了牙髓的暴露，这时可以将保护牙髓的材料填补在牙髓暴露的位点上，也可以期待获得较好的治疗效果。这种情况下，牙髓暴露的位点越小，治疗效果也越好。

3. 青少年牙根没有完全长好（牙根未发育完全），牙里的牙髓就已经受到感染。但是，青少年牙髓的自身防御能力和修复能力强，可以根据其感染的严重程度，选择不同的方式进行治疗，尽可能地保护牙髓，从而促进没完全长好的牙根继续生长（图 8-4）。

4. 长期用牙咬坚硬的东西，如用牙开啤酒瓶盖，经常咬硬的食物，如蚕豆、坚果、骨头等，都会导致牙慢性磨耗非常严重，形成牙表面坑坑洼洼

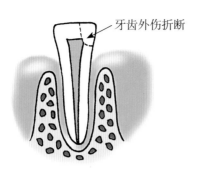
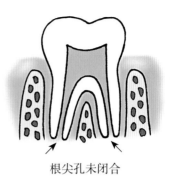

牙齿外伤折断

根尖孔未闭合

图 8-4　可选择保髓治疗的两种情况

的洞，也会导致牙髓的损伤。早期患者常常觉得牙遇到冷、热、酸、甜的刺激会非常痛或咬东西痛，这时用材料把磨出洞的牙补上，牙髓也可能会获得较好的保存。

十七、保髓治疗后需要注意什么？

保髓治疗一般在治疗后的第 1.5、3、6、12、24 个月或更长的时间需要定期复查，以检查牙的情况和治疗效果，观察治疗后牙的症状。保髓治疗后短时间内牙出现冷热敏感、咬东西有不适感等轻微不舒服的感觉可暂行观察。若治疗后较长时间牙仍有不舒服的感觉，或者治疗后短期内出现以下情况：①牙剧烈疼痛，如一咬东西就疼、扯到半边脸都疼、一碰到冷、热水就疼得受不了；②牙颜色发生变化（发黑或发红）；③叩牙又松又痛或伴随牙龈红肿，甚至面部肿痛、牙龈长脓包等，说明保髓治疗可能失败，需要及时来医院检查，进一步治疗。

十八、什么是根管治疗？

牙的内部实际上是一个空腔系统，存在于牙根内的管道空间叫做根管。

根管内含有牙神经和血管。当根管里的神经和血管感染发炎了，就会引起牙疼痛等症状，这时就需要进行根管治疗，俗称"杀神经"。常规的根管治疗有三大步骤：根管预备、根管消毒、根管充填（图 8-5）。

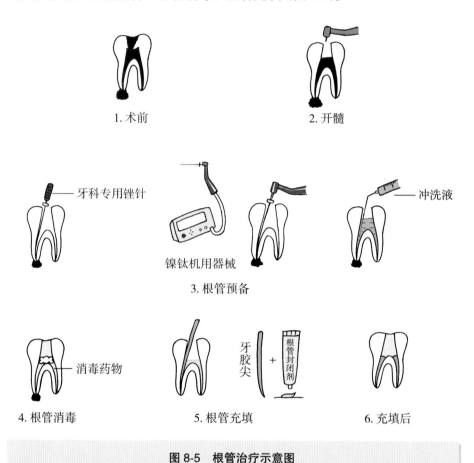

1. 术前　　　　　　　　　　2. 开髓

牙科专用锉针

镍钛机用器械

3. 根管预备

冲洗液

消毒药物

4. 根管消毒

牙胶尖　+　根管封闭剂

5. 根管充填

6. 充填后

图 8-5　根管治疗示意图

1. 根管预备　首先医生会用锋利的牙钻去除牙被虫牙腐蚀了的部分，并在患牙上开一个洞即开髓。开髓后根管的入口就会暴露出来。然后，用手用和机用的治疗针、锉等器械寻找根管的入口，进入根管反复地提刷，并配合冲洗药物进行冲洗。这样做的目的是清理根管，将根管内的病原刺激物，如已经感染或坏死的牙神经、血管组织、细菌及其感染的部分牙尽可能地清除。同时，经过器械清理后的根管也会形成一定的形状，以利于后续的充填。

2. 根管消毒　即便医生费力地对根管进行清理，对于一些感染的根管也很难保证能够清理干净。根管消毒就是在根管预备后在根管内放入消炎的药物，以进一步消除感染。

3. 根管充填　经过上述两个步骤的"大扫除"后根管会达到一个相对洁净的状态。此时需要将牙里的管道用材料填严实，牙冠的洞补严密以达到消除牙里的感染源，堵塞、封闭牙里的空腔，消灭细菌的生存空间，防止再感染，促进牙根周围组织愈合的目的。

十九、牙得了哪些疾病需要根管治疗？

根管治疗是治疗牙髓及根尖周病最有效的方法。当出现以下的情况时提示牙可能患了牙髓及根尖周病，此时就需要根管治疗（图 8-6）。

1. 温度刺激痛　冷、热刺激可激发患牙的剧烈疼痛，当患牙炎症较重时可表现出遇热刺激更加疼痛，用冷水或者冰棒含在嘴里，疼痛会缓解很多。

2. 晚上痛　疼痛会在夜间发作，夜间疼痛比白天剧烈，以至于难以入睡，甚至疼醒。

3. 自发痛　在没有任何刺激的情况下，突然发生剧烈疼痛，疼痛有可

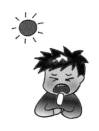
冷热酸甜，吃了就痛

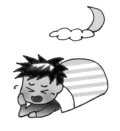
长夜漫漫，牙痛无眠

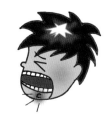
咬东西痛，牙龈鼓包

图 8-6　可能需要行根管治疗的几种情况

能是一阵一阵的，有时候可以出现搏动性疼痛。

4. 牵涉痛　不能明确指出是哪一颗牙疼，上、下颌牙分不清，甚至牵扯到半边脸都在疼。

5. 叩痛　用器械或者用手敲牙，会感觉到牙痛，有时会觉得牙"伸长了"，上、下颌牙咬的时候，患牙非常疼，以至于不敢用患牙一侧吃东西。

6. 牙龈出现脓包　牙根方附近的牙龈会出现脓包或者有波动感的脓肿。有时脓包可自行破溃并流出脓液，但一段时间后在附近又形成脓包。

7. 面部肿胀　炎症非常严重，感染波及面部软组织的时候，患牙侧的面部会红肿得非常厉害，按压面部会有疼痛感。

除此之外，有些牙虽然没有上述症状，但由于其他原因也需行根管治疗。例如，牙长得倾斜不齐，要做牙冠（俗称"牙套"）来恢复牙整齐，可能就需要先行根管治疗，再做牙冠。

二十、为什么根管治疗需要去医院几次？

很多人以为根管治疗就是把疼痛牙的缺损部分补起来，可以一次完成。其实根管治疗与常见的补牙不一样，它是牙治疗术中比较复杂的一种，一般治疗步骤和就诊次数会多一些。

牙的疼痛大多是由于细菌引起的神经和血管发炎，根管治疗的核心就是控制感染。我们知道感染是一个慢性长期的过程，牙的根管更是一个错综复杂的"迷宫"，要想最大程度清除根管这个"迷宫"的感染原刺激物，除了医生用治疗器械手动地对根管进行清理外，多数情况下还需要封入消毒药物7~10天来辅助消毒，这就意味着常规的根管治疗至少需要两次，即在两次就诊之间有7~10天的封药间隔时间。

第一次就诊的内容包括根管预备和根管消毒，即医生会用锋利的牙钻在患牙上开一个洞，然后用针样的细小器械辅以根管润滑剂和冲洗药物疏通、清理根管，并把根管预备成上粗下细的形状，导入消毒药物，封药

7~10 天后复诊。第二次就诊时，医生会仔细检查患牙有没有临床症状，根据感染控制的程度决定是否进行根管充填。如感染控制良好，医生会去除封药，清理根管，然后严密充填，并修复牙缺损的部分。如果感染未能较好控制，治疗次数会增加，医生会选择去除封药后，重新清理根管，再次导入消毒药物，封药 7~10 天后复诊，直至根管感染得到良好控制后完成根管充填和缺损修复。

临床上确实有一次做完根管治疗的情况，但进行一次性根管治疗是有诸多前提条件的，如患牙有无急性症状、患牙治疗难度、患牙感染程度、患者能否承受较长时间的张口等都决定了能否进行一次性根管治疗。

二十一、根管治疗一定会成功吗？

根管治疗是目前牙髓病和根尖周病最有效的治疗方法，然而根管治疗的成功率也不是百分之百的。根管治疗成功与否不仅取决于医生的技术水平，还受到很多其他因素的影响，如患者的全身情况，患者的配合程度，牙本身的情况包括牙的类型、发育异常、根管弯曲度、根管数目、钙化程度、根管治疗史、根尖周病变大小等（图 8-7）。情况越复杂，治疗难度就越大，相应的治疗成功率就越低。如血糖控制不佳的糖尿病患者与全身健康的患者

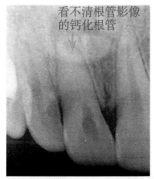
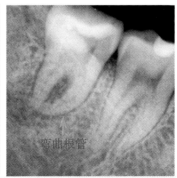
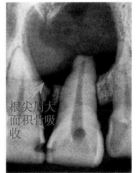

图 8-7 几种增加根管治疗难度的情况

相比，前者的成功率就会低于后者；根管比较细小弯曲的会比根管较粗大笔直的成功率低；以前进行过根管治疗的牙再次治疗时成功率会比首次治疗时低。所以，有些牙即使经过非常完善的根管治疗仍存在失败的可能性。因此在首次就诊时，医生会根据各项检查结果进行评估，并告知患者可能取得的预期治疗效果。

二十二、根管治疗后牙是不是就不会再疼了？如果疼了该怎么办？

根管治疗是迄今为止治疗牙髓病、根尖周病最有效的手段。大部分患者经过完善的根管治疗后，疼痛症状随即消失。部分患者在完成根管治疗后的短时间内会出现疼痛不适，还有部分患者在接收根管治疗后疼痛症状消失，但很长时间以后又出现疼痛。这是为什么呢？

根管治疗完成之后前几天出现的不适及疼痛感，多是术后反应。根管治疗前疼痛、肿胀越明显，术后反应发生率越高。一些患有其他感染性疾病或全身系统性疾病（如糖尿病）的患者根管治疗术后反应的发生率也会较身体健康者高。对于这种情况不必过于紧张。若疼痛轻微可不用特殊处理，若觉得疼痛影响日常作息可适当使用止痛药物。一定要暂缓使用有症状的牙齿咬东西，使患牙得到足够的休息从而有助于症状消失。若疼痛难以忍受且出现局部牙龈、面部肿胀，或原有肿胀加剧则需及时到医院就诊，让医生检查与处理。一般来说，这种术后疼痛反应 3~7 天后会逐渐消失，但极少数患者根管治疗后的不适感可持续数月。这种情况多发生在一些感染比较严重、根尖周病变面积大的牙齿。俗话说："伤筋动骨一百天"。对于根尖周有大面积骨质吸收的患牙来说，牙槽骨的修复也需要很长的时间。随着组织损伤慢慢愈合，临床症状也会逐渐减轻、消失。值得注意的是，若根管治疗后患牙仍持续地疼痛不适，就需要定期去医院复查，由医生来帮助我们寻找原因及对策。

根管治疗后症状消失，经过很长一段时间后疼痛不适重新出现，一般可能是因为以下原因：

1. 根管治疗失败 如上所说，根管治疗成功率并非百分之百，不是所有的牙经过治疗后都能彻底控制感染，持续存在的炎症会造成局部反复的疼痛不适。此时，医生会通过分析失败的具体原因进一步制订相应的治疗方案，如根管再次治疗、根尖手术等。

2. 根管再次感染 经根管治疗后已愈合的牙，若在后期使用过程中牙上补的材料（充填物）或安的牙套松动或脱落了，或者因不注意口腔卫生导致牙又烂掉了，而患者又未及时到医院处理，口腔内的细菌就可以通过那些缝隙进入之前被清理干净的根管内，使根管再次感染，牙也会出现疼痛不适等症状（图 8-8）。

3. 如果常用根管治疗后的牙咀嚼较硬的食物，造成牙冠、牙根折裂，或因不注意口腔卫生维护导致牙周炎等其他疾病时，牙也会疼痛（图 8-8）。此时，需要根据引起疼痛的具体原因而选择相应的治疗方案或者拔牙。

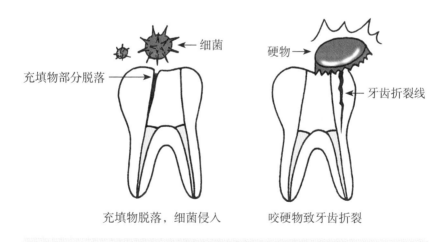

充填物脱落，细菌侵入　　咬硬物致牙齿折裂

图 8-8　根管治疗后患牙又出现疼痛的两种情况

二十三、为什么根管治疗需要拍多次牙片？拍牙片的辐射会不会危害身体健康？

通常医生会在根管治疗前跟患者交代根管治疗至少需要拍 3 张牙片，但是很多患者仍会疑惑为什么要拍这么多牙片，治疗和拍牙片有什么关系，也会担心拍牙片的辐射会不会危害身体健康。

1. 拍这么多牙片的意义是什么？

牙是由牙冠和牙根组成，牙冠暴露于口腔，而牙根就像树根扎入土壤一样是埋在牙槽骨（牙周围的骨质）里面的。医生临床检查只能直观看到暴露的牙冠部分情况，肉眼无法看到的牙根、牙槽骨等情况必须通过牙片来辅助了解。牙片就是牙的 X 线片，它是牙病诊治过程中的重要参考。根管治疗拍的牙片分为术前片、术中片和术后片。术前片是医生诊断牙病的关键依据，可以通过术前片了解患牙的炎症程度，牙根的数目、形态和弯曲度以及牙周围骨质的炎症情况等，并评估根管治疗的难度和效果。术中片是为了确定根管的长度、根管与核心充填材料之间的匹配度，为根管充填作准备。术后片用于检测根管充填的效果——有没有到位、严不严实。如果出现不理想的情况还需要重新充填，拍第 4 张牙片再次检测。术后片也是判断患牙预后、根管治疗后牙冠缺损修复前重要的影像参考。所以根管治疗一般至少拍 3 张牙片，这些牙片都是为了更好地诊断和治疗，是规范根管治疗的重要组成部分。

2. 牙片的辐射会不会危害身体健康？

在根管治疗过程中，很多人会问，老是拍牙片，对身体有害吗？拍牙片会致癌吗？其实这些都是不必要的担心。在日常生活中，不光是拍片，手机、电脑，甚至和别人待在一块儿，也都会受到外源性的辐射。我们无时无刻不处在辐射之中，但人体对安全范围内的辐射剂量是有接受能力的。国际放射防护委员会推荐，一般人体辐射限值为每人每年不得超过 5000μSv。其中，85% 的辐射来自于自然界，只有 15% 才是医学检查。拍一次牙片的辐射剂量约 5μSv，所以 1 年拍 150 张以内都是安全的。此外，能对致癌率产生影响的最低剂量为 100mSv，相当于拍 20 000 张牙片的辐射剂量，所以拍牙片是不会致癌的。如果对于数值不易理解，我们举一个直观的例子，飞机是大家日常通行常用的交通工具。按照联合国原子辐射效应科学委员会提供的信息，10 小时飞行的辐射剂量为 30μSv。那么，一张头面部 CBCT 的辐射剂量相当于坐 10 小时飞机所受的辐射，全景片的辐射剂量相当于坐 2.5 小时飞机所受的辐射，而根管治疗中需要多次拍的 X 线牙片（小牙片）的辐射剂量则只相当于坐 1.5 小时飞机所受的辐射（图 8-9）。

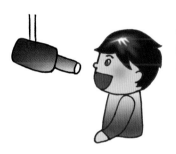
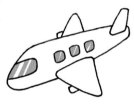

小牙片 =1.5 小时飞行
全景片 =2.5 小时飞行
CBCT=10 小时飞行

图 8-9　X 线设备剂量对照图

二十四、小朋友也能进行根管治疗吗？

是否需要根管治疗并不是由年龄决定的，而是由牙的病情决定的。如果小朋友的牙已经发展到牙神经发炎了，如出现牙疼、牙龈"长包"，就需要"杀神经"或是去除坏死牙神经了。目前，对于牙神经发炎最佳的治疗方案就是根管治疗。

有些家长会有这个疑问，乳牙本身之后就会换，也需要处理吗？答案是肯定的，小朋友的乳牙牙神经发炎到一定程度，可能会出现以下几个方面的影响：

1. 乳牙牙根下方紧邻着还未发育完全的恒牙胚，若乳牙根方的感染得不到控制，炎症会累及恒牙胚，进而影响后期换牙（图 8-10）。

2. 因为咬着疼痛，小朋友就不愿意用龋坏一侧咀嚼食物，长此以往，会造成面部发育不对称，以及不喜欢吃纤维性食物，造成偏食。

3. 炎症急性发作时还可能引起面部感染（间隙感染、颌骨骨髓炎）甚至全身的感染（菌血症、败血症）。因此，如果家长发现小朋友的牙变黑了、有洞了需要尽早去医院检查，不能因为这是以后要换的牙就不处理了。

部分家长可能还会有这个担心，根管治疗后的乳牙还能正常换牙吗？其实，根管治疗后的牙一般可以正常换牙。但是，如果治疗前的病情已经很严重了，有可能换牙时无法正常脱落，此时就需要去医院拔除这些延迟脱落的乳牙。

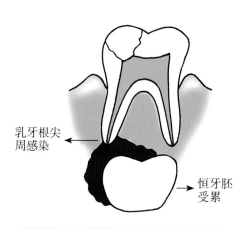

乳牙根尖周感染

恒牙胚受累

图 8-10　乳牙患病恒牙受累

二十五、根管治疗后牙是不是就"死"了？

根管治疗后可以理解为牙里的神经、血管死了，但牙还是可以行使功能的。牙内部的管道里有血管和神经，根管治疗要去除管道内发炎的牙神经和血管。血管能提供营养功能，根管治疗后的牙就没有了来自牙内部的营养供应，只能通过牙根周围的组织（牙周膜）获取少量的外部营养。依靠这种联系，根管治疗后的牙仍能够在口腔内继续行使咀嚼食物的功能。大部分根管治疗前的牙由于龋病的原因已经造成了大量牙体组织破坏，在根管治疗时需要钻开牙，这会加重牙体组织的破坏。因此，根管治疗后的牙不如健康的牙结实，即使是正常咀嚼力量都可能造成牙某些部分折裂。对于治疗前就烂得很多的牙，大多数在根管治疗后医生都会建议给牙做个牙冠（俗称"牙套"）保护起来。

二十六、根管治疗最后医生是把针埋到牙里面了吗？

在根管治疗的过程中我们发现医生会用一些治疗针在牙内反复地提刷，一些人会质疑根管治疗最后医生是把针埋在了牙里面吗？答案当然是否定的。治疗针是用来"打扫"根管的工具，主要是帮助医生清理牙根内细小的管道，再配合冲洗药物的冲洗，有时还要在根管内封入消炎药物，根管才会达到一个相对洁净的状态。为了更加彻底地"断送"细菌在根管内生长的"后路"，根管治疗的最后一步是用根管充填材料将根管内的空间填实，使细菌及它们的营养来源（如唾液）无法再进入根管，以确保根管日后不会再受到细菌的侵害。用来充填根管的主要材料是牙胶尖和根管封闭剂。牙胶尖是类似橡胶一样质地的材料，可以弯曲，将牙胶尖插入根管内可以占据根管内大部分的空间。根管封闭剂则像胶水一样可以补充牙胶尖与根管壁之间的空隙并渗入根管壁内可能感染的细小管道内。这些充填根管的材料对我们的身体是无害的，它们可以一直伴随着我们治疗后的牙。

二十七、为什么都是根管治疗，我花的钱却比别人多？

有人发现在同一家医院进行根管治疗，自己花的钱却比别人的多，这是为什么呢（图 8-11）？

1. 治疗根管数量的差异　首先，我们要知道根管治疗主要是按根管的数量来收费的。人的门牙和尖牙多为 1 个根管，尖牙后面的两颗前磨牙多为 1~2 个根管，再后面的磨牙多为 3~4 个根管。知道了这些就不难理解前牙与后牙的治疗费用会有所差异。此外，即便治疗的是同样的牙，不同的人根管

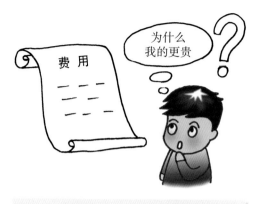

图 8-11　根管治疗费用

数目也不尽相同。比如，最早萌出的恒牙"六龄牙"一般有 3~4 个根管，但是少数人的"六龄牙"可以有 5 个甚至更多的根管。所以，即使是由同一个医生完成的根管治疗，由于根管数量的不同，治疗费用也会有差别。

2. 治疗难易的差异　根管治疗的费用有时也与治疗的难易程度相关。就像每个手指的指纹不一样，每个根管的粗细、形态也都不相同。有的根管粗大、较直，对根管的清理就犹如行驶在笔直宽阔的高速公路。有的根管细小，有的根管呈"S"形的弯曲，清理这类根管就如同行驶在狭窄急弯的盘山公路上（图 8-12）。有的根管内由于长期的病变会形成像结石样的钙化物直接堵塞了管道。有的牙曾经进行过根管治疗但又出现症状，再次治疗前需要先把根管里面原有的充填材料掏干净。处理这些情况比较复杂的根管需要耗费更多的时间和精力、也会使用到更多的治疗器械。

有的人在进行根管治疗前会去不同的医院和诊所进行检查与咨询。然而，治疗一个人的同一颗牙在不同医院或牙科诊所的收费有时也会有明显的

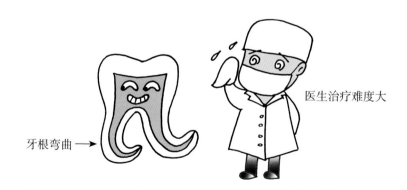

牙根弯曲 →

医生治疗难度大

图 8-12　治疗难度大的弯曲根管

差异，这是为什么呢?

　　首先，不同地区的经济水平、消费水平、物价水平不同，根管治疗的费用可能会有区域之间的差异。在同一地区内，多数公立医院根管治疗是由物价局统一定价的，而私立医院和牙科诊所多会参照公立医院的标准结合自身的情况实行自主定价。所以，我们在不同的医疗机构得到的根管治疗的费用信息有所不同。

　　其次，根管治疗的收费也会因医院或诊所的医疗水平的不同而有所差异。随着根管治疗技术的发展，一些医院或诊所会率先引进新设备、新器械、新材料。比如，在根管治疗中越来越多的医生会通过口腔科显微镜来观察肉眼无法看到的根管内的情况，并在显微镜下进行操作。这些资源的投入会在一定程度上伴随着治疗成本的增加，但同时也提高了根管治疗的成功率，使患病的牙得以保存并为我们服务更久的时间。

二十八、什么是牙髓再生?

　　患有牙髓病及根尖周病的牙最可能的命运就是行根管治疗。我们已经了解到根管治疗后牙里的神经、血管就不复存在了，牙失去了感觉功能，牙的营养来源受限使牙变得脆弱。一些青少年牙根还未发育完全的牙经过根管治疗后也会停止发育。有没有一种可以让牙髓再形成的方法呢? 随着现代生物医学技术的发展，牙髓再生让牙髓在牙内的再形成有了可能。

　　骨髓移植是通过输注骨髓、血液中含有的造血干细胞使血液系统疾病患者重新获得造血的功能。牙髓再生也类似，它是利用牙及根尖周组织内所含有的干细胞、生长因子以及内源性或外源性引入供干细胞生长、分化的支架来达到重建牙髓组织的目的 (图 8-13)。这种在牙内新形成的组织虽然有别于天然的牙髓组织，却可以在一定程度上可以行使类似于牙髓的功能。成功的牙髓再生可以和根管治疗一样消除牙髓病及根尖周病的临床症状，促进根尖周病变处骨吸收的愈合。更有意义的是牙髓再生可以为牙提供更好的营

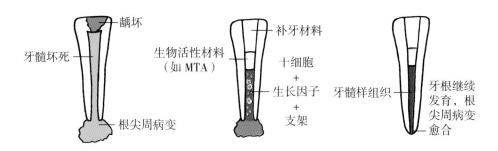

图 8-13　牙髓再生示意图

养，促进未发育成熟的牙根继续发育。更为成功的牙髓再生在上述两点的基础上还可以部分恢复牙髓的感觉功能。

二十九、什么样的患牙适合做牙髓再生？

牙髓再生与根管治疗一样，主要针对的是牙髓已经发生不可恢复的炎症、坏死及已经有根尖周病变的患牙。成功的牙髓再生与根管治疗都可以达到消除感染、促进病损愈合的目的。然而，对于牙根尚未发育完全的年轻恒牙在发生牙髓病、根尖周病后可以优先考虑能促进牙继续发育的牙髓再生治疗。对于一些已经发育完成的牙也有一些医生尝试牙髓再生治疗并获得了成功。牙髓再生作为一种新兴的治疗技术还正处于发展与探索的阶段，它需要医生有扎实的理论知识和一定的经验来评估患牙是否适合行牙髓再生，也需要患者有较好的依从性能够接受可能失败后的替代治疗方法。

三十、口腔生物材料在牙髓病、根尖周病的应用是什么？

生物材料是用于与生命系统接触和发生相互作用的，并能对细胞、组织和器官进行诊断治疗、替换修复或诱导再生的一类天然或人工合成的特殊功能材料。在牙髓病、根尖周病应用的生物材料多是用于保护暴露的牙髓、修补一些隐蔽部位的缺损、充填根管等。常见的应用于牙髓病、根尖周病的生物材料有：矿物三氧化物凝聚体（MTA），BioAggregate（BA）、iRoot BP 等。这类生物活性材料与牙体组织、牙周组织有更好的相容性。通俗地说就是这些材料用在人体内，机体不会对它们产生排斥，可以促进牙髓及牙根周围骨的修复与再生，有良好的抗菌作用，可用于充填、修补缺损，并有很好的封闭性。它们在牙髓病、根尖周病的应用会提高情况较为复杂的牙治疗的成功率。

在牙髓病、根尖周病中，生物材料往往用于以下情况（图 8-14）：

1. 保髓治疗中覆盖在暴露牙髓上的盖髓剂 如 MTA、iRoot BP 等能够促进牙髓组织的修复再生，与牙髓组织有较好的相容性不会产生排斥，可诱导牙体组织形成，有较强的消炎抑菌作用。

2. 修复牙上的一些穿孔 我们熟知的龋病造成的牙洞往往是在牙的表面，然而有一些烂得更深的牙或是在治疗过程中过度地磨除牙可能会造成牙在口腔内看不到的地方如牙冠的底部、牙根上的缺损。这些缺损与牙周组织

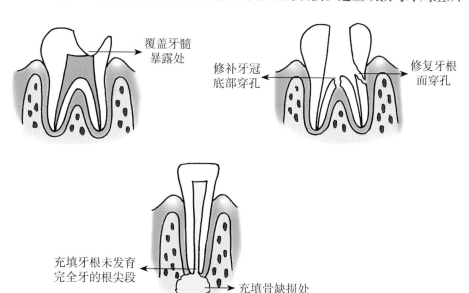

图 8-14 口腔生物材料在牙髓病、根尖周病中的应用

（牙龈、牙槽骨）相邻，修复这类缺损与补牙所用的材料不同，它需要材料与牙周组织有更好的生物相容性以及封闭性，对于这些较为隐蔽的缺损往往需要应用生物材料进行修补，如 MTA、iRoot BP 等。

3. 根管充填、骨缺损的修复　对于牙根尚未发育完全的恒牙，可采用生物材料如 MTA，对根管内根尖段的部分进行充填，这类生物材料的优势在于可以促进牙根的继续发育。对于根尖周有大面积骨质缺损的患牙，有时在根管治疗后症状无法缓解还需行根尖周手术。生物材料如 MTA、iRoot BP 可用于根尖手术中根管的倒充填，也可在根尖周围骨吸收的空腔内置入具有促进骨生长作用的生物材料，如 BioAggregate（BA）等。

（杨德琴）

三十一、为什么医生说我的牙有 3 个根管，但是 X 线片上明明只能看到 2 个？

一般来说，医生说某颗牙有几个根管主要基于：①先前的科学研究报道的结果，即大部分人的这颗牙有几个根管；②医生在操作过程中探查发现，即钻开牙之后探查发现的具体根管数目；③医生在操作过程中借助显微镜等具有放大功能的设备探查发现的根管数目等。

因为牙是一个立体的、三维的实物结构，根管是存在于其中的空腔，而 X 线只能投照出三维物体的二维（平面）影像。当 X 线从某个角度照射过去的时候，有可能恰好使 3 个根管中的某 2 个根管的影像发生了重叠，所以这个时候在 X 线片上只能看到 2 个根管。

三十二、根管治疗后需要戴牙冠吗？

一般根管治疗后是否戴牙冠，要视具体情况而定。根管治疗前的患牙大多已经历了不同类型的牙体疾病，如龋病、非龋性牙体硬组织疾病（磨损、冠折）等多种因素破坏，已经有一定的牙体组织丧失，经过根管治疗，牙会产生更多的变化。

根管治疗时，由于要进入到髓腔内部，不得不磨除一些正常的牙体组织，同时会使用器械切削一定的牙根组织，从而使剩余牙体硬组织的量进一步减少，造成根管治疗后牙抗力减弱。此时，根管治疗后戴牙冠的主要目的是为了保护剩余的牙体组织，防止根管系统再感染，恢复牙的结构、外形以及功能。因此，对于缺损较大的牙或承受咬合力较大的后牙，简单的充填治疗受材料性能以及固位形、抗力形的限制，不足以承担该牙正常的咬合力，容易发生折裂。所以，建议患者在根管治疗后戴牙冠。对于仅有开髓孔洞形的前牙，可行复合树脂直接修复，无需戴牙冠。

根管治疗后牙体组织可能发生颜色的变化。比如前牙，特别是牙颈部牙本质较薄的时候，根管充填材料或垫底材料中的颜色可以透出，造成牙变色。此时，也可选择戴牙冠来保持美观。随着现代修复材料的发展，某些合适的病例也可以采取贴面与嵌体来进行根管治疗后的修复。

三十三、根管治疗后需要复查吗？

根管治疗后是需要复查的。虽然根管治疗是目前治疗牙髓疾病较成功的方法，但根管治疗成功率受到的影响因素较多，所以为了保证术后疗效，应在根管治疗后 6 个月、1 年、2 年等定期随访观察。若有相应症状、体征，如疼痛持续、出现牙龈脓包等，可能需采取其他措施，如根管再治疗、根尖外科手术、拔牙等。

三十四、根管治疗后可以咬硬东西吗？

根管治疗后如果未完成修复，不能咬硬东西。因为这个时候牙可能只是充填了暂封材料或一般的修复材料，没有彻底完成冠部的修复和功能恢复，不具有承受大的咬合力的能力，咬硬东西很有可能因为牙局部应力集中而导致其折裂。如果牙已经完成最终的冠部修复，则可以咬一定硬度的东西，但还是要注意保护，小心使用，从而延长牙的使用寿命。

三十五、根管治疗后牙是不是就不松动了？

这个需要分具体情况来判断。如果牙松动是由牙体疾病引起，因为牙髓感染扩散至根尖周，导致根尖周发生炎症反应，炎性渗出物集聚，从而使得牙异常松动。一般根管治疗后，随着感染牙髓的去除以及根尖周炎症的消退，牙松动情况都会有所改善。但是，如果是因为牙周病引起的牙松动，则需要进行牙周治疗，单纯的根管治疗无法改善松动的情况。

三十六、所有人都可以接受根管治疗吗？

根管治疗需要综合考虑患者的生理和心理状态、患牙的牙体和牙周状态等多方面因素。一般情况下，绝大多数人都可以接受根管治疗。而具有下列特征的患者则不适合行根管治疗：

1. 牙和周围牙槽骨严重缺损而无法保存的患牙。

2. 患有较严重的全身系统性疾病，一般情况差，无法耐受治疗过程，以及无法满足治疗时间要求的患者。

3. 由于特殊原因，嘴巴张不开，无法实施操作。

如果遇到以上情况，就不适合进行根管治疗了。

三十七、根管治疗失败了怎么办？是不是必须拔牙？

首先应该了解评价根管治疗失败的标准：一般认为，有较明确疼痛、不适症状，不能行使正常咀嚼功能，拍片子显示牙根下面本来无病变，现在出现了新的病变，即认为根管治疗失败。

如果治疗失败了，医生需要与患者沟通，针对具体情况可选择相应方案：

1. 根管再治疗　根管再治疗即取出原有根管内充填物，重新清理根管和重新充填根管。这种方法能最大程度地保留牙体硬组织，损伤较小。但是，因患牙解剖形态、根管内充填材料、桩核材料及初次治疗并发症、牙冠状况、根管内感染情况等均与初次治疗有较大差异，治疗难度加大，成功率也会有所降低。

2. 手术　根管治疗及再治疗后，根尖周病变无法治愈的患牙，通过手术的方法可去除病因。相对根管治疗和再治疗，手术对患者的损伤稍大，费用也较高。

3. 拔除　拔除适用于患牙牙体和牙周严重缺损，没有保留价值的患牙。可以在拔牙后行修复和种植治疗。

以上各种方案均有一定的优缺点，需根据具体情况与医生交流后选择治疗方案。

三十八、如何判断根管治疗是否成功？

首先应该了解评价根管治疗成功的标准。一般将如下情况定义为根管治疗成功：

1. 经过治疗的牙不再疼痛，恢复正常咀嚼功能，无症状和体征，有完整的咬合关系，拍摄 X 线片显示根充严密合适、根尖周病变区消失、牙周组织结构正常完整。

2. 经过治疗的患牙无症状和体征、咬合功能良好，拍摄 X 线片显示根尖周尖周病变区缩小甚至消失、密度增加。

第一种情况即治愈成功。第二种情况虽未完全治愈，但疾病状态也在好转，说明治疗在起作用，可继续观察。一般情况将以上两种情况定义为根管治疗成功。

三十九、为什么根管治疗有时候需使用手术显微镜？

根管治疗是现在治疗牙髓炎和根尖周炎的首选方法。由于根管内的牙髓组织会随着年龄等变化以及对病原刺激等反应，不断形成修复性牙本质，导致髓腔及根管体积逐渐变小，给常规治疗带来困难。在没有手术显微镜之前，医生只能凭借经验和感觉进行治疗，尤其是对于根管形态异常、治疗时器械折断、根管壁穿通及根管充填不全等情况，传统疗法成功率较低。

显微镜相当于一个带光源的放大系统。显微根管治疗是借助手术显微镜和显微器械进行的根管治疗，与传统根管治疗最大的不同点在于使用手术显微镜能提供非常充足的光源进入根管，可以将根管系统放大，使术者能看清根管内部的结构，确认治疗的部位，在直视下进行治疗。

显微根管治疗目前可用于修补穿孔、折断器械及折断根管桩的取出、遗漏根管的定位找寻、钙化根管的疏通、根管治疗失败后的再治疗等。同时，显微镜在常规根管治疗中也有很多优势。使用手术显微镜，医生能够观察到根管的细微结构，预防根管治疗的并发症，增加疑难牙髓病、根尖周病治愈的可能性。

四十、什么是微创牙髓治疗？

如今，无论是基础医学还是临床医学的发展趋势都是朝着微创、保存及再生的方向。根管治疗是牙髓病、根尖周病等多种口腔疾病首选的治疗方法，特别是近年来，随着与根管治疗相关的新理念、新材料、新器械的不断涌现，根管治疗的普及率和治疗成功率大幅提高。基于治疗后牙抗折能力下降与病理性牙体缺损以及根管治疗本身造成的硬组织（特别是牙体颈部组织）损失密切相关，近年来有学者提出了微创根管治疗术的相关概念，形成了基于微创治疗观念下的牙髓治疗技术——微创牙髓治疗。微创牙髓治疗强调最大限度地保存健康的牙体组织结构，这个理念涵盖了根管治疗的全过程。从确定开髓入路、髓腔修整到根管清理成形、三维充填及后期牙体修复都选择微创的操作方法，其最终目的在于预防和控制牙髓病或根尖周病的同时，最大限度地保留牙体组织，使患牙得以长期留存且满足患者的美观功能及需求。

四十一、根管治疗过程中为什么有可能出现断针？如何解决？

当牙需行根管治疗术时，术中医生会用到多种牙科专用的器械。使用这些器械可以取出牙神经，扩大成形根管并向根管中充填药物。但是，这些器械在使用过程中如遇到较大的阻力或过大的扭力就可能发生折断。这些阻力主要来自牙根内部。因为牙的根管系统复杂而多变，有的根管细小狭窄，有的根管有异常的弯曲，有的根管因钙化而阻塞不通或根管表面凹凸不平，这些情况往往从牙表面或 X 线片中难以察觉，因而增加了治疗的复杂程度和风险。此外，在治疗过程中由于疼痛、恐惧、紧张等，导致患者出现躲闪动作，也容易造成器械折断在根管内。因此，根管器械折断（断针）是根管治疗过程中的常见并发症之一。

当发现器械折断时，应该拍摄 X 线片以确定断针的部位、断针的长度及其与周围组织的解剖关系。如果断针发生的部位较浅，随着显微镜的应用，医生能更加清楚地观察到根管的情况，甚至可以看到断针所在的部位，大多可以取出，并不影响下一步的治疗和患牙的预后。有的时候如果针断的部位过深或折断在根管弯曲处时，取出就比较费时费力，甚至会破坏根管原有的形态，损伤过多的牙根组织。此时就需要评估和决策，并不一味要求取出，可以把断针当作充填物包埋在根管里，并随访观察。在有需要的情况下，可采用显微根尖外科手术的方式处理。

（高　原）

四十二、什么是家庭漂白术和诊室漂白术？有什么区别？

家庭漂白术常使用 10%~15% 过氧化脲美白凝胶，通过托盘或贴片作为载体放置于牙面进行漂白。诊室漂白术常使用 35% 左右的过氧化氢作为美白凝胶，并配合光照、加热等辅助措施进行牙漂白。家庭漂白术在医生指导下，患者在家自行实施完成，美白药物浓度低、作用温和、疗程较长。诊室漂白术需在医生操作下完成，美白药物浓度高、疗程较短。

四十三、我的牙变色了，适合进行美白治疗吗？

美白治疗需要确定牙变色的种类，不是每种牙变色都适合。本身牙色接近正常，如增龄性黄牙，美白效果最为理想，作用迅速，漂白疗程较短。对于内源性变色牙，如四环素牙或氟斑牙，美白难度大、作用缓慢、疗程长，需要慎重选择美白治疗。一般来讲，轻度四环素牙及氟斑牙，美白效果较好，适合选择美白治疗。而中重度四环素牙及伴牙釉质缺损的氟斑牙，美白效果较差，难以达到非常理想的亮白效果，往往需要联合贴面、冠修复等其他手段来改善牙色。

四十四、漂白会对牙造成伤害吗？

在医生指导下的漂白不会造成牙的伤害。漂白剂中的氧自由基具有分解牙中色素分子的作用，可提升牙色并达到美白的效果。漂白剂长时间作用可能会导致牙表面轻微脱矿，而唾液内含有矿化成分，一般都能自我修复。活髓牙漂白可能会导致牙敏感，一般 24 小时后症状消失。

四十五、漂白后为什么会出现短时间的牙敏感？

漂白剂放置于牙表面，在发挥漂白作用的同时，对牙神经有一定的刺激，去除漂白剂后，一般 24 小时后敏感症状消失，不会造成牙髓的永久损伤。对于敏感症状比较明显的情况，也可以在漂白术前及术后吃粒止痛片，或者使用脱敏剂处理，以缓解牙敏感。

四十六、为什么牙美白后又恢复到了以前的颜色？

牙表面具有一定的半透明性，随着不断的进食，外源性的色素易于再次沉积于牙表面或进入牙内部造成牙变色，美白后 2 年左右易于出现牙色恢复。但是，牙颜色恢复后还可以通过漂白治疗再次提升牙色。

（何利邦）

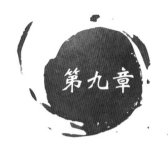

口腔疾病的预防与保健

第九章

一、牙体牙髓病可以预防吗？

牙体牙髓病是可以预防的。尽管每一种牙体牙髓病都有其自身的特点，但相应的危险因素、易感对象和疾病过程已经被基本掌握，按照"预防为主、防治结合"的原则，采取针对性的措施，是可以降低其发生率，甚至避免发生的。

要实现全方位的口腔疾病预防，应该做到以下几个方面：

1. 掌握基础口腔健康知识和技能，了解不同口腔疾病的病因，进行针对性的自我口腔保健。

2. 定期早期进行口腔健康检查，做到早发现早治疗，接受必要的专业预防处理。

一旦被明确诊断有口腔健康问题，不能讳疾忌医，要及时就诊，避免出现严重后果，以保障高水平的生活和生命质量。

二、怎样能够有效防止龋病发生？

龋病是患病率最高、影响面最大的口腔疾病之一，也是牙髓病、根尖周病的主要原因，所以针对其开展有效防治显得尤其重要。

龋齿不是天生就有的，其形成与个体行为、牙结构、口腔卫生、食物成分等有关，同时受环境、社会、经济、文化等因素影响。"罗马不是一天建成的"，龋齿也不是一天就形成的，是上述因素长期相互作用的结果。在龋齿还没有形成严重的破坏之前，采取措施可以避免造成不良后果。要有效防止龋病发生，需要做好以下几个方面：

1. 良好的口腔卫生行为，包括科学规范地刷牙，使用牙线、牙间隙刷等工具清洁牙间隙，定期洁牙等。

2. 不管成人还是儿童，选择合适的氟化物防龋，包括使用含氟化物牙膏每天刷牙至少两次。

3. 保持良好的饮食习惯，例如进食含粗纤维丰富的食物，减少餐间含糖饮食的次数，特别是控制睡觉前食用含糖奶制品。

4. 定期检查，积极寻求医生的帮助，做好专业的预防护理。

三、我能从医生那里获得哪些帮助来预防龋病？

每个个体都是口腔健康的第一责任人，做好个人牙护理的同时，主动寻求医生的帮助也是必须的。定期看医生，医生将从以下几个方面帮助您：

1. 全面评估和预测将来一段时间内发生龋病的危险性。

2. 应用敏感、准确的方法，技术和设备发现龋病的极早期脱矿变化。

3. 依据上述结果，针对性地提出个人护齿的建议处方，采取针对性的临床措施，避免龋病发生。

4. 医生可以做的防龋处理包括预防性洁治、窝沟封闭、局部用氟、预防性充填、牙早期矫正等。

四、医生如何评价龋风险水平？

大家已经非常熟悉空气污染预警、交通拥堵预警，其实一个人是否容易患龋也可以预警，这就是龋风险评估。

口腔科医生将通过临床检查、问卷方式以及 Dentocult SM 试验、Dentocule LB 试验、Dentobuff Strip 试验和 Cariostat 试验等口腔内取样分析技术，收集患者的患龋经历、系统性疾病、饮食结构、进食甜食的频率、牙菌斑量、变异链球菌浓度、氟化物应用情况、唾液分泌率、唾液缓冲能力等因素的资料，将相关数据、资料进行综合分析，得出龋风险的等级水平。

对于较高龋风险水平个体，口腔科医生将会针对性开出包括健康教育、饮食指导、局部用氟等防龋处方。

五、我并没有发现牙洞，但医生说我得了龋病，是怎么回事？

这种情况下，口腔科医生说的龋病是指龋齿的早期阶段。龋齿的形成通常需要 6 个月甚至更长时间，是从初期由致龋细菌产酸引起牙釉质表面渐进性脱矿到不可逆性龋洞（浅龋→深龋）形成的相当长的过程。在单纯脱矿阶段，牙釉质表面呈现白斑，为早期龋或可直接称为白垩斑（图 9-1）。诊断的方法及手段包括放大镜使用、咬翼片拍摄、电阻抗技术、激光荧光龋检测技术等。

龋病早期症状的发现，在预防上尤为重要。白垩斑具有可逆性，只要预防措施得当，包括局部用氟、再矿化治疗、口腔卫生指导等，可以完全恢复为健康牙。反之，错过了这一最佳时机，则龋洞形成，必须选择补牙了。

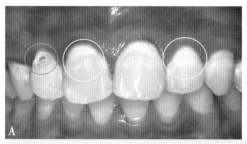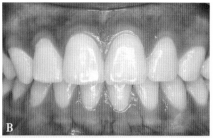

图 9-1　龋齿与健康牙
A. 早期龋（黄色圈示）和已形成龋洞的浅龋（红色圈示）　B. 健康牙

六、什么情况下需要补充氟化物？怎么选择？

使用含氟牙膏刷牙是适合我国国情的基本防龋措施，推荐绝大多数人日常使用。经医生检查、判断为高龋风险的所有个体都需要额外补充氟化物。

氟化物作用于牙的途径有全身和局部两种。其中，全身途径是通过消化道摄入氟化物，经胃肠道吸收进入血液循环，然后传输至牙体及唾液等组织，达到预防龋病的目的。局部途径是采用不同的方法将氟化物直接用于牙的表面，以提高牙的抗龋力。

目前防龋氟化物的剂型包括氟片、氟滴剂、氟化饮水、含氟牙膏、含氟漱口水、含氟涂膜、氟化泡沫等多种，其选择具体应考虑如下因素：

1. 我国不同地区自然环境差异大，如果生活在饮水氟浓度过高的地区，应慎重考虑使用补充氟化物的措施，包括含氟牙膏。

2. 对于儿童，特别是 6 岁以下的儿童，由于吞咽反射比较差，要注意防止氟摄入过量。

3. 由于生活方式、公共管理能力、社区条件等限制，氟片、氟滴剂、氟化饮水等全身方法并不适合我国居民采用。

4. 含氟涂膜和氟化泡沫是由医生一次性将高浓度的氟化物作用在牙表

面，这是已经被证明成熟有效的方法，但是一定要由医生操作。

5. 高龋风险的人群也可以在家庭常规使用含氟漱口水，特别是自我口腔护理困难的个体。

七、怎样才能有效预防氟斑牙？

氟斑牙，又称氟牙症或斑釉症，是在牙发育矿化时期机体摄入过量的氟引起的一种特殊的牙釉质发育不全，是慢性氟中毒最早出现的体征。慢性氟中毒的另一个主要临床表现是氟骨症，主要表现为骨质硬化和骨旁软组织骨化。

人体摄入氟的最主要途径是饮水、食物和吸入。预防氟斑牙的基本原则是在牙生长发育和矿化期避免摄入过量的氟，如选择新的含氟量适宜的水源，应用活性矾土或活性炭去除水源中过量的氟，消除其他致摄氟量高的影响因素，预防工业和环境氟污染。一般6岁以后牙冠（包括牙釉质、牙本质等）已经发育完成，再采取措施对于预防氟斑牙意义不大。

含氟牙膏、含氟漱口水、氟化涂膜等防龋氟化物只要严格按照指导使用，不会对身体健康造成任何影响。

八、多大的儿童可以使用含氟牙膏？

一旦有牙长出来就可以使用儿童含氟牙膏。一般儿童6个月左右长出下颌第一乳切牙，这时可以用不大于米粒大小的牙膏刷牙。

牙一旦长出来就有发生龋病的风险，尤其是刚长出来的新牙，还需要通过与唾液的接触不断矿化，不过这需要一个长时间的过程。这期间儿童需要大量高能量营养物质，摄取糖的频率高，乳牙长时间处于高龋风险的状态。使用含氟牙膏刷牙将提高唾液中氟的浓度，使牙加速矿化，从而预防龋病发生。

九、儿童如何使用含氟牙膏？

儿童含氟牙膏的产品设计和使用指南都尽最大程度保证其安全性，避免氟中毒的发生。即使使用黄豆大小的含氟牙膏，其中大部分也通过漱口水吐了，可能吞下去的量就微乎其微了。家长需要注意以下几点：

1. 使用儿童专用含氟牙膏，选择牙膏时看清产品有效成分和浓度。儿童牙膏氟浓度通常为 500~600ppm，较成人牙膏含氟浓度（1000~1400ppm）低。

2. 根据儿童年龄阶段选择牙膏的用量。3 岁以内每次使用米粒大小的牙膏，3~6 岁使用豌豆大小，6 岁以后使用花生米大小。

3. 在使用含氟牙膏之前，必须进行相关教育，掌握正确的刷牙方法。刷完牙后必须将牙缝中残留的牙膏彻底清除干净，更不能将牙膏和漱口水吞入腹中。

注意：所有家长必须知道，为了避免氟牙症而一味选择不含氟牙膏并不是值得推荐的预防龋病的方式。

十、医生为什么向我推荐涂氟防龋？

涂氟就是将一种加入了较高浓度氟化物的有机溶液或者凝胶（即常说的含氟涂料）涂布于牙表面，实现预防龋病的目的。定期涂氟，一般情况下1 年 2 次即可达到有效的预防效果。相对于其他防龋措施，含氟涂料的优点在于：

1. 由于含氟浓度高，所需剂量少（涂布全口约需 0.3~0.5ml），减少了被吞咽的危险。

2. 快速凝固并黏附到牙面，延长了氟化物与牙釉质表面的接触时间。

3. 操作简单，需时少。由于潮湿的表面能促进涂料的凝固，因此无需严格地干燥牙面，且每个人仅需 3~5 分钟。

4. 少有恶心、呕吐等不适反应，易于接受。

十一、多大的儿童适宜进行牙涂氟？

建议对所有面临龋风险的儿童实施专业的氟制剂治疗手段，对涂氟的使用没有明确年龄的限制。但是，考虑到孩子的配合程度，一般在 3 岁之后由专业人士进行涂氟预防蛀牙。

十二、涂氟后多久可以刷牙和吃东西？

涂氟后，最好在 4 小时内不进食任何食物。如果孩子实在不能坚持那么久，可以吃适当流质食物，如牛奶、粥等，不吃粗糙食物。无论上午还是下午涂氟，当天晚上都不能刷牙，以保证涂料与牙面最长时间的接触，达到最有效的吸收。

十三、涂氟多久进行一次？

一次涂氟不能管终生。发现龋齿就要尽早治疗。3 岁以上的中、高龋风险的个体，每 3~6 个月涂一次氟。3 岁以下的高龋风险的孩子，也需要定期涂氟。

涂氟时，高浓度的氟离子与钙离子结合形成氟化钙沉积在牙表面，形成氟库。当牙受酸侵蚀时，pH 下降，导致牙矿物质发生溶解（脱矿）时，同时也使氟化钙溶解并向唾液中释放氟离子和钙离子。当唾液中的钙离子、磷离子饱和时，将提供使矿物质返回牙再矿化的动力，从而使牙恢复正常。由于口腔环境的复杂性，牙不断经受食物摩擦、唾液缓冲、酸性饮料、牙刷等因素影响，表面结构不断发生变化，其所含氟化物的浓度逐渐降低，保护作用将逐渐减弱，不能起到长久防龋作用。

十四、已有龋齿还能涂氟吗？

　　能，但是已经坏的牙需要补牙。涂氟是保护其他的牙。已经成形并萌出的牙是不含生长能力细胞的无机矿化组织，不具备自身生长和修复能力。一旦发生龋病，形成龋洞，必须去除腐败的牙体组织将其补起来，而不能依靠其他药物方式进行修复。通常有龋的个体，其他牙发生龋病的危险更高。这时考虑涂氟，对于其他牙的保护显得更为有用。

十五、什么是窝沟封闭？

　　窝沟封闭就是用一种材料（对人体无害也可凝固的合成有机高分子树脂），在牙的纵横交错的窝沟内涂布，其在液态时可渗入到牙表面的窝沟内，经光照后固化。这如同给牙穿上了一层保护衣，使牙免受食物侵蚀（图9-2）。窝沟封闭是一项很成熟的防龋技术，是世界卫生组织向全世界儿童推荐的预防龋齿的有效办法。

　　氟防龋对于减少牙釉质、牙骨质平滑面龋有很好的效果，但对窝沟龋的效果却不是很理想，因此窝沟封闭的重要性成为预防龋病的焦点。一项10年的随访研究表明，接受窝沟封闭的磨牙仅有21.7%患龋，而没有应用窝沟封闭的磨牙则有

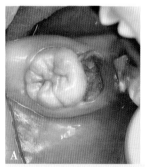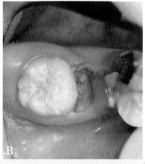

图9-2　窝沟封闭前后的"六龄牙"，邻牙为第二乳磨牙已经只剩残根，意味着第一磨牙有极高的患龋风险
A.窝沟封闭前　B.窝沟封闭后

68.3% 患龋。与对照组相比，窝沟封闭减少了 68% 龋的发生。

在我国，窝沟封闭仍然没有被普及，其原因主要与专业人员和大众对窝沟封闭的认识不够有关。我国在 20 世纪 80 年代以前使用封闭剂较少，自 20 世纪 90 年代以来口腔专业人员开展了一些有规模的项目。从 2008 年开始，在原卫生部领导下开展的中西部地区儿童口腔疾病综合干预试点项目中主要采用窝沟封闭技术，对我国 20 个省的儿童进行了大量窝沟封闭并积累了经验，扩大了覆盖面和使用普及的程度。

十六、儿童多大年龄进行窝沟封闭效果最好？

窝沟封闭不是一次性做完的。随着个体生长发育和牙萌出的阶段，每个儿童有三个接受窝沟封闭的最佳窗口期，分别是：

1. 3~5 岁，封闭完全萌出的第二乳磨牙。

2. 7~9 岁，封闭第一磨牙。

3. 12~14 岁，封闭第二磨牙。

年龄只是一个粗略的标准。严格执行的标准是：在任何年龄阶段，如果医生发现口腔里已经完全萌出的牙有深的窝沟，就应该立即封闭起来。特别是牙过早萌出，不是非得等到上述推荐的年龄才可进行窝沟封闭。

十七、孩子还没换牙，乳牙也需要进行窝沟封闭吗？

是的。乳牙，特别是第二乳磨牙也有深窝沟，具有高龋风险，一旦完全萌出而且孩子也能配合的情况下即可行窝沟封闭。

部分家长由于口腔知识缺乏，受"乳牙反正要换，不用管"的错误观念的影响，不能及时意识到孩子已经换牙，粗心地把已经长出来的第一磨牙当成乳牙，不会主动考虑窝沟封闭。这是一种极其危险的误解！一旦孩子进入替牙期，应格外细心，定期到口腔医生那里检查，及时发现"提早"长出来的磨牙。

十八、为什么"六龄牙"进行窝沟封闭十分重要？

窝沟封闭是预防"六龄牙"龋齿的最有效措施，具有非常高的重要性。

替牙期孩子在中切牙替换的同时，上、下颌左右牙床最后端会各有一颗大牙长出来，即第一磨牙。因为通常在6岁左右发生，这颗牙也俗称"六龄牙"。

从功能角度来看，"六龄牙"是最重要的磨牙。它的牙冠大、牙尖多、咀嚼面积大、牙根因分叉角度大而特别地结实，而且它正好位于整个牙弓的中段位置，成为牙弓的主要支柱，对于保持上、下颌牙正常的排列，维持正确的咬合关系，发挥强大的咀嚼功能以及保证颌面部的正常发育都具有重要的意义。

根据临床资料和文献报道，"六龄牙"龋坏率最高，几乎占青少年所有龋病的90%。这是因为"六龄牙"表面凹凸不平，有很多细小的窝沟、点隙，容易残留食物和致龋性菌斑。儿童未能掌握有效刷牙的能力和不懂维护口腔卫生的重要性，而且此牙是在最后一个乳磨牙的后面长出的，不同于其他的恒牙在乳牙下方萌出，致使许多家长常误作是乳牙，以为还会替换而不加以注意和保护。往往待疼痛严重或影响咀嚼时才去医院就医，有时甚至要拔除。"六龄牙"拔除的比例和罹患其他牙病的发生率均比其他牙高。

具有良好的预防意识，定期口腔健康检查，及时做好窝沟封闭等预防措施，是保证"六龄牙"健康和口腔健康的重要手段。

十九、除了"六龄牙"，其他牙还需要进行窝沟封闭吗？

大家听得最多的是窝沟封闭预防"六龄牙"龋。但是，一定要知道，

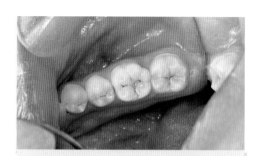

图9-3　从左至右依次为第一前磨牙、第二前磨牙、第一磨牙、第二磨牙，均有较深的窝沟，第一磨牙有可疑龋

不只是"六龄牙"，在乳磨牙、第二磨牙、前磨牙，一旦医生检查发现有深的窝沟点隙都要进行封闭防龋（图9-3）。甚至前牙也可能发生畸形，例如有畸形舌侧窝出现，也应考虑进行窝沟封闭。牙釉质发育不全的牙，也应考虑窝沟封闭防龋。

二十、成年人还需要进行窝沟封闭吗？

需要。窝沟封闭技术的受益对象没有年龄的界限。超出了做窝沟封闭的适宜年龄，但窝沟部位仍然较深的话，依然可以行窝沟封闭，防止龋齿的发生。

二十一、窝沟封闭的过程是怎样的？

窝沟封闭的方法操作十分简单，分为以下几步：

1. 清洗牙　用软毛牙刷和医用牙科探针去除窝沟滞留的食物残渣及细菌。您的感受就是用电动牙刷刷牙一样，不必紧张。

2. 酸蚀牙　涂布酸蚀剂，以利于窝沟封闭剂渗入其中，达到封闭效果。可能您会感觉到嘴巴里面有一点酸涩感或者苦味，这是酸蚀剂的味道，需要保持嘴巴张开并坚持一会儿以便医生操作。等封闭完成以后通过漱口就会去掉这种味道。

3. 吹干　除去窝沟内滞留的水分，以免影响窝沟封闭剂的固化和与牙表面的粘接强度。这时一定不要说话、乱动舌头等，一旦唾液污染牙，必须重新进行酸蚀才行。

4. 涂布封闭剂 有些封闭剂型是通过注射器式的针头将材料输送到牙面。可以放心，这种方式不同于注射，不会引起疼痛。

5. 光固化灯下光照（光照时间依材料不同而不同），让窝沟封闭剂固化。

6. 检查固化、咬合情况 如果医生发现窝沟有遗漏或者封闭剂有气泡，还会重新补充窝沟封闭剂并再次固化。

一定要保持耐心，窝沟封闭整个过程将持续 10 分钟左右，直到医生说可以说话、漱口等，才表示完全完成。

窝沟封闭的全程中，医护人员会用一根透明的管子（专业名称叫吸唾器），把口腔内的唾液、冲洗液等吸走。它会发出"嘶嘶"的声音，这是由负压引起空气和液体流动的声音，不会引起不适感。

二十二、窝沟封闭会疼吗？

不疼，且不需要打麻药。窝沟封闭过程不磨牙，不打针，时间短，极易接受。

窝沟封闭过程中会用到酸蚀剂和封闭剂。这两种产品通常有注射器的样式，它只是将酸蚀剂或者封闭剂输送到牙面窝沟点隙处，而不是用来打针的。

很多小朋友在窝沟封闭时哭闹，并不是因为疼痛，而是因为对牙科的恐惧和紧张。一旦见到医生、牙科器械或者听到异常声响就表现出来。家长一定要配合医生做好解释、安抚工作。只有在配合的情况下，才能完成高质量的窝沟封闭。

二十三、窝沟封闭只需要做一次吗？

每一颗牙的窝沟封闭是一次完成的。如果多颗牙需要进行窝沟封闭，患者不能坚持的话，可以分几次就诊分别完成。

窝沟封闭的效果与填充窝沟的封闭剂保存有密切关系，封闭剂保留的时间越长，防龋效果越好。窝沟封闭用的树脂材料是牢固的，但是由于唾液污染等因素，容易部分或者全部脱落。窝沟封闭剂在半年内最容易脱落，所以需要复查，看封闭剂是不是还在，如果脱落了就要及时补做。

不同阶段长出来的牙，封闭的年龄段也有差异。青少年时期需要多次到口腔科医生那里检查并行窝沟封闭防龋。

二十四、窝沟封闭后多久可以刷牙和吃东西？

光固化的窝沟封闭完成后即可进食和刷牙，但是要避免吃太硬的食物。封闭后短时间内有咬合高点，将逐步适应。

二十五、龋齿进行窝沟封闭还有用吗？

没有用。牙一旦患了龋病，就没有必要行窝沟封闭了，而是要尽早进行规范的补牙。窝沟封闭是针对健康牙的窝沟点隙部位的防龋技术，能够实现无创的防治。一旦发生龋病，必须彻底去除感染崩解的牙体硬组织，然后经过牙面处理粘接后，应用具有足够强度的专用填充材料来恢复牙的外形和功能。这是窝沟封闭不能实现的。

对于同一颗牙，如果既有龋损部分，又有没有龋坏的窝沟，需要进行补牙和窝沟封闭结合的预防性树脂充填。

二十六、进行过窝沟封闭和涂氟的牙是不是就绝对不会得龋病了？

不是。研究表明，接受过窝沟封闭和涂氟防龋的牙与没接受过的相比，患龋病的可能性大大降低，但是不能百分之百保证会避免龋病。

不考虑这两种技术的操作失误导致的后果，龋齿的发生还受到多种因素的影响，包括牙菌斑和食物。常见的危险因素有：牙列拥挤、唾液功能缺陷、充填物缺陷引起微渗漏、前倾阻生智齿对第二磨牙的影响、经常喝可乐等，这些都是需要关注和处理的。

建议每个人都做到以下几点：早晚刷牙、定期进行口腔检查、及时处理致龋危险因素、少吃甜品和含糖饮料。

二十七、什么时候应选择预防性树脂充填？与窝沟封闭有哪些不同？

预防性树脂充填是处理局限于窝沟的早期龋的一种临床技术，是一种窝沟封闭与窝沟龋充填相结合的预防性措施。它适用于牙表面部分发生龋病，同时也有健康的深窝沟存在。其优点是只去除少量的龋坏组织并应用树脂充填，未患龋的窝沟使用封闭剂保护。这样既保留了更多健康的牙体硬组织，同时又阻止了早期龋的发展。

二十八、什么是非创伤性修复治疗？适用于哪些情况？

非创伤性修复治疗指使用手用器械去除龋坏组织，然后用有粘接性、耐压和耐磨性能较好的新型玻璃离子材料将龋洞充填的技术。非创伤性修复治疗具有许多优点：不需电动牙科设备，患者易于接受；玻璃离子的化学性粘接可避免去除过多牙体组织；材料中氟离子的释放可使牙本质硬化以阻止龋的发展；兼有治疗和预防效果等。

该治疗技术也没有牙钻或吸唾器的噪声，减少了患者的心理创伤，尤其在低龄儿童中更易得到普及。同时，采用手用器械，不需要电源，不需要昂贵的口腔设备，可随身携带，可以到患者生活的环境中工作，如老年居民家中、交通不便的地方，到社区、学校、家庭中提供口腔治疗。

二十九、为什么一定要定期进行口腔健康检查?

口腔健康检查是在没有口腔疾病或自己没有感觉到有病的情况下进行的健康检查，而不是已明确自己有病才去看病。持"定期口腔检查没有必要"的错误观点的人不在少数。

口腔疾病如龋病、牙周疾病、口腔肿瘤等多属于慢性病，早期症状不明显，容易被人们忽视。通过定期检查可以实现早发现、早诊断、早处理，获得正确的口腔健康指导、科学的治疗建议，对促进口腔健康很有意义。

以龋齿为例，龋病在腐坏牙本质深层之前，没有任何不适症状，也不易发现这样的小龋洞。只有定期检查时，医生才能够发现浅龋和中龋并及时进行备洞充填，一次就可以完成治疗。如果等到有了疼痛的症状才来就诊，常常是龋洞已经腐坏牙髓，除了给生活和工作带来不便，治疗花费的时间、费用、就诊次数都增加了许多。而且，如果龋病破坏严重、有大面积的根尖病变，就得拔除患牙从而造成牙缺失，后果就非常严重了。

三十、定期口腔健康检查的主要内容是什么?

口腔健康检查可以检查到有无龋齿、牙周健康情况、智齿情况、牙缺失、口腔黏膜有无异常、口腔有无肿物或异常变化等。每一次检查医生都将为您建立口腔健康的档案，通过前后比较，发现口腔健康的变化，具有非常重要的意义。

三十一、多久进行一次口腔健康检查比较好?

成年人应每年进行一次全面口腔检查。不过如果您是以下三个群体，应该特别注意：

1. 2~12岁应半年检查一次。在这个时期内，孩子生长发育快、变化大，又处于乳恒牙交替期，口腔疾病的影响很大。龋风险高，一旦发生则进展快，应及早采取措施综合防治，发现龋洞及时充填。同时，替牙期儿童的滞留乳牙应及时拔除，牙列不齐更要及时发现和矫正，这关系到孩子一生的美观和幸福，家长一定要重视，以免错失良机。

2. 老年人应每半年至少检查一次。由于老年人口腔解剖生理的特殊性，口腔疾病发展变化速度快，口腔自我修复能力减弱。定期口腔健康检查的目的在于及早发现疾病。检查的内容包括龋齿（尤其是根面龋）、牙周病、口腔黏膜病、口腔癌等。口腔内残留的牙根，如经常肿痛应尽早拔除。牙过度磨耗形成的锐利牙尖等要及时调磨，以防对口腔软组织造成损伤。

3. 女性孕前应进行口腔健康检查，在孕中期应每2~3个月检查一次。孕妇的口腔健康不仅关系到孕妇自身的健康，还与胎儿的生长发育息息相关。一旦孕期发生口腔疾病，如智齿冠周炎、急性根尖周炎，受到治疗时机选择、药物选择、放射检查等限制，难以保证良好的治疗效果。口腔疾病产生的疼痛和不适，轻者会影响孕妇进食，导致营养失调，重者口腔炎症会扩散全身波及胎儿，增加胎儿流产或早产的风险，甚至导致胎儿畸形。因此，女性在计划怀孕时就应主动接受口腔健康检查，及时发现并处理口腔疾病或隐患，不要带着口腔疾病怀孕。

三十二、为什么有的人从来不注意口腔保健也不会发生口腔疾病？

大量的调查研究表明，口腔完全健康的个体几乎很少。大多数口腔疾病都是多因素病因的结果，需要同时满足多种条件才会发病。以龋齿为例，其危险因素涉及牙、细菌、食物、唾液等多方面，经过一段时间相互作用才发生。上述因素在每一个个体存在很大差异性，如果自身的保护性因素始终强于致病性因素，则可不患龋病。牙髓病、根尖周病、口腔肿瘤、楔状缺损、口腔异味等均有类似的特点，有可能从来不注意口腔保健的个体也不会发生，而另一些人特别注意保健，却始终无法避免。口腔疾病种类繁多，发病率高，影响从婴儿到老年的每一个年龄阶段，所以口腔完全健康的个体几乎是不存在的。

口腔疾病的发生都有一个过程，没有症状之前自身觉察不到，但其实已对健康造成影响甚至起到威胁。例如慢性根尖周炎，经常没有肿痛症状，却不能忽视其存在。因此，通过定期检查，医生经过全面系统的评价，才能准确判断口腔健康的状态。

（尹　伟）

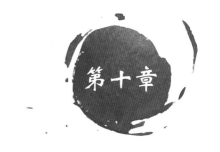

第十章

家庭口腔预防保健

一、日常生活中怎么做才能有利于牙的健康？

1. 培养良好的口腔卫生习惯可以使牙免受细菌性疾病的危害。危害人类口腔健康的两大疾病——龋病和牙周病均是细菌破坏牙体硬组织和软组织引起的。良好的口腔卫生习惯，可以减少口腔中细菌和微生物的数量，从而预防龋病和牙周病，维持牙健康。

口腔细菌数量多，堆积牙面害处多。早晚刷牙勤漱口，远离龋病牙周病。牙线牙签来使用，牙齿清洁不松动。

2. 培养良好的饮食习惯可以使牙免受不良咬合力的危害。坚硬的牙体组织并不是铁板一块，它也有很多薄弱环节，比如牙咬合面深的窝沟，当咬合力骤然增加的时候，或者长期的过大咬合力量，会引起牙体硬组织开裂或产生细小的裂纹，大大缩短牙的寿命。所以，生活中应注意不吃过硬的食物或不用牙咬硬物，比如用牙咬开瓶盖子。

少吃硬物如骨头，不咬坚果和蚕豆。用牙咬开瓶盖子，万万注意使不得。

疼痛开裂要拔除，中年老年最多见。年龄增加牙变脆，需要用心来呵护。

二、为什么天天刷牙仍然会得龋病？

龋病是由多因素共同作用所致的疾病，天天刷牙只是预防措施之一。龋病的病因主要包括四个因素（图 10-1）。

1. 牙面上的细菌　口腔中本来就有很多细菌，其中一些容易集聚在牙面上，它们的代谢产物如酸，会腐蚀牙。天天刷牙可以减少牙面的细菌。但是，很多部位是牙刷不能达到的，如深的窝沟、牙的邻接部位、牙拥挤的部位，即使天天刷牙，这些部位同样可以产生龋齿。

2. 牙的排列结构和口腔环境　牙排列不齐、拥挤错位、牙矿化程度低以及口腔唾液少冲洗作用弱，也是产生龋齿的因素。因为不容易清洁，更容易使微生物集聚致龋。

3. 个体的饮食习惯，比如吃甜食的习惯。食物中的碳水化合物是细菌代谢的物质来源。碳水化合物中的蔗糖是最容易被细菌代谢产生乳酸的，所以喜欢吃甜食和喝饮料的人，给细菌的代谢提供了更多更合适产酸的材料。由于酸性物质源源不断地产生和堆积，非常容易产生大量的龋齿。

4. 时间　从细菌黏附到牙表面形成龋洞需要 1 年左右。因此，时间因素的意义在于龋病有足够时间早期防治。

所以，龋病是多因素疾病，预防应该多方面，刷牙减少牙面上的细菌，还应该注意饮食，定期检查

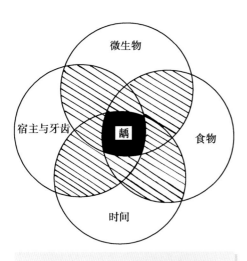

图 10-1　龋病发病的四联因素
［引自樊明文主编《牙体牙髓病就医指南》（第 4 版）人民卫生出版社］

口腔，发现隐匿部位的问题，及时解决。

刷牙可以防细菌，少吃甜食更重要。牙面窝沟是缺陷，排列不齐风险高。要想全口牙齿好，多方着手来预防。

三、什么样的牙刷好?

1. 一般人可选择刷头小，中度软毛，直柄，长宽度适中的牙刷，以便在口腔中转动自如。刷毛排列平齐，3~4 束宽，有利于有效清洁牙面。刷毛长度适当，刷毛顶端圆钝，避免牙刷对牙和牙龈的损伤（图 10-2）。

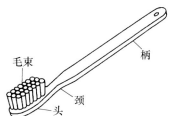

图 10-2 牙刷的结构
［引自胡德渝主编《口腔预防医学》（第 6 版）人民卫生出版社］

2. 牙周病患者的牙松动，选择的刷毛要更软。

3. 孩子在不同阶段选择不一样的牙刷。

（1）6 月龄 ~2 岁：先由父母用指套型牙刷给孩子刷牙，慢慢过渡到自己用宽柄的软胶刷头和软毛的儿童牙刷。

（2）3~4 岁：选择儿童容易把握的、不滑的卡通牙刷柄，小头软毛牙刷。

（3）5~7 岁：使用末端刷毛长的牙刷，有利于清洁萌出过程中的第一磨牙。

（4）8 岁以上：进入混合牙列期，口腔清洁难度加大，可选择交叉刷毛牙刷或者电动牙刷。

四、使用牙刷有哪些注意事项?

1. 刷牙后，刷毛间往往粘有口腔中的食物残渣，也附着很多细菌。因

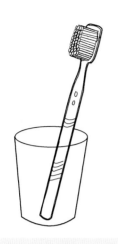

图 10-3　刷头朝上放置在干燥通风的地方，每人一把牙刷

此，要用清水多次冲洗牙刷，甩干，刷头朝上放置在干燥通风的地方。如果放置在湿润的环境，牙刷上容易滋生细菌。

2. 每人一把牙刷，避免交叉感染。

3. 牙刷不可浸泡在沸水中，更不能用煮沸法消毒，会破坏刷毛。

4. 如果刷毛弯曲不仅会失去清洁作用且会擦伤牙龈，应及时更换，一般 3 个月左右更换一次牙刷。

牙刷用过要清洗，干燥放置且直立（图 10-3）。一人一把讲卫生，刷毛弯曲要抛弃。

五、电动牙刷是否比普通牙刷更好？

电动牙刷最初是为那些手动刷牙不便的人群设计的。如今，得到了很好的推广，越来越多的人使用电动牙刷，而一支电动牙刷的价格比普通牙刷高出几倍甚至几十倍。那么，它一定比普通的手动牙刷好吗？

电动牙刷简化了人手的动作，依靠刷毛的旋转和震动来清洁牙表面和牙缝，节省人力和时间。普通牙刷则需要人有意识地旋转颤动牙刷，拂刷牙表面，手法要灵巧自如。一些老人、儿童手的灵活程度差，建议使用电动牙刷。如果掌握正确的方法，普通牙刷也能达到很好的效果，而且经济实惠。

牙刷来刷牙，效果最重要。自己来动手，简单又经济。

电动牙刷贵，效果能确保。适当来选择，清洁牙齿好。

六、牙膏种类那么多，该如何选择？药物牙膏比普通牙膏效果更好吗？

目前我国市场上出现的牙膏大致可以分为普通牙膏和功效型牙膏两大类。普通牙膏可以增强刷牙时的摩擦力，帮助去除食物残屑、软垢和牙菌斑，有助于消除或减轻口腔异味，使口气清新。如果在牙膏的制作中加入相关的化学物质或活性功效成分，如氟化物、中药成分、控制牙石和抗牙本质敏感的化学成分等，则牙膏可以分别具有防龋、减少牙菌斑、抗牙本质敏感和抑制牙石形成等功效。

除普通牙膏的基本功能之外，兼具辅助预防或减轻某些口腔疾病及症状、促进口腔健康的牙膏，即功效型牙膏。功效型牙膏的功效主要有：防龋、抑制牙菌斑、减轻牙龈炎症、减轻牙本质敏感。其他功效还有：美白，去除外源性色素；抗口臭功效；抗口干症；抗酸蚀症；保护口腔黏膜。 因此，正确使用功效确切的牙膏可以有效预防和减缓龋病、牙周病等口腔疾病的发生和发展，促进口腔健康，同时为社会节约资源。

刷牙去牙垢，牙膏来帮忙。清洁又抛光，牙垢不见了。活性添加剂，成分有多样。含氟可防龋，中药可消炎。护理有功效，口腔更健康。

七、如何正确刷牙？有哪些注意事项？

以正确的方法，按一定的顺序，有足够的时间，认真仔细地完成全口牙的清洁任务。

1. 正确的方法　成人推荐使用水平颤动拂刷法，儿童推荐圆弧刷牙法。科学的刷牙包括旋转、拂刷、颤动三种基本动作，这些动作有助于刷毛能到达每个牙面和牙龈，以轻柔的压力震动牙菌斑使其从牙面松脱，然后通过拂刷与擦洗达到清除牙面的目的。

2. 一定的顺序　按顺序面面刷到。每个部位 5~10 次，两个刷牙位置之间有重叠。

3. 刷牙的时间　每次刷牙时间至少为 3 分钟。

4. 刷牙的次数　早晚两次，晚上睡前刷牙更重要。

5. 难刷的部位　有些部位常被忽视，如上、下颌牙列的末端和内侧面，排列不齐的牙等。这些部位牙刷难以达到，需要补充一些刷牙动作或需要辅助牙线、牙间隙刷加以清洁。

拂刷颤动加旋转，科学方法来刷牙。前前后后按顺序，来来回回有交叉。端正态度 3 分钟，刷牙质量有保障。不拘一格来补充，难点部位要加强。

八、每天要刷几次牙？

牙刷清洁牙面数小时后，微生物可以在清洁的牙面上重新附着，不断增加，8 小时后，细菌的数量已恢复到刷牙前的水平。所以 8 小时后需要再次刷牙。夜间入睡后，牙面不受干扰，细菌更易生长，危害性更大。因此，睡前刷牙更有意义。建议每天刷牙 3 次，尤其晚上睡觉前。

夜间细菌最猖狂，无忧无虑致病忙。腐蚀牙齿成龋洞，破坏牙龈牙松动。睡前刷牙好处多，减少细菌牙病少。早起刷牙口气清，一天工作有精神。每天至少刷两次，健康口腔你我他。

九、刷牙用冷水还是热水？

刷牙最好用温水。没有过冷或过热的温度刺激，口腔软组织处于最舒适伸展的状态，有利于牙刷充分与每个牙面接触，最大限度地去除微生物，特别是牙列的末端。

过冷刺激牙，过热烫嘴巴。温水来刷牙，效果顶呱呱。洁齿又舒适，牙垢没有啦。

十、什么是改良巴氏刷牙法？

改良巴氏刷牙法又称水平颤动拂刷法，是一种目前主要推荐的有效刷牙方法，在水平向短距离来回摩擦牙面，可以去除牙面细菌并且按摩牙龈，拂刷的动作是为了清洁牙缝。具体操作如下（图10-4）：

1. 刷牙侧面的时候，刷头置于牙颈部，刷毛朝向牙根方向，轻微加压，使刷毛部分进入牙龈沟内，部分置于牙龈上。用短距离水平颤动的动作在同

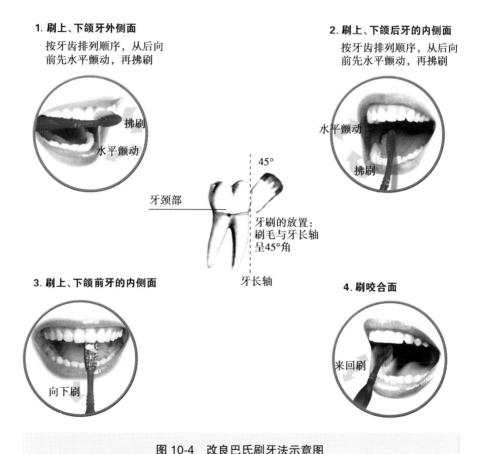

1.刷上、下颌牙外侧面
按牙齿排列顺序，从后向前先水平颤动，再拂刷

拂刷
水平颤动

2.刷上、下颌后牙的内侧面
按牙齿排列顺序，从后向前先水平颤动，再拂刷

水平颤动
拂刷

45°
牙颈部
牙刷的放置：刷毛与牙长轴呈45°角
牙长轴

3.刷上、下颌前牙的内侧面
向下刷

4.刷咬合面
来回刷

图10-4　改良巴氏刷牙法示意图
［引自胡德渝主编《口腔预防医学》（第6版）人民卫生出版社］

一个部位数次往返，然后将牙刷向牙冠方向转动，拂刷牙面。以 2~3 颗牙为一组开始刷牙，刷完第一个部位后，将牙刷移至下一组 2~3 颗牙的位置重新放置，注意与前一部位保持有重叠的区域，继续刷下一部位，按顺序刷完上、下颌牙的唇（颊）舌（腭）面。

2. 刷上颌前牙舌面时，将刷头竖放在牙面上，使前部刷毛接触龈缘，自上而下拂刷。刷下颌前牙舌面时，自下而上拂刷。

3. 刷咬合面时，刷毛指向咬合面，稍用力前后短距离来回刷。

十一、刷牙方法不正确有什么危害？

如果长期以错误的方式刷牙会带来牙龈和牙损伤，最常见的有：

1. 牙龈萎缩　牙龈萎缩主要是由过硬的、粗糙的刷毛，过大的力量长期作用于牙龈的结果。比如，大幅度横向来回拉动的刷牙方式，或者牙刷的刷毛硬而粗糙，末端没有磨圆，长期摩擦会使牙龈退缩、牙根暴露、牙颈部敏感。

2. 楔状缺损　楔状缺损是由以上同样的力量和方式长期磨损牙颈部，滴水穿石的作用积累而成，引起牙颈部硬组织的缺损，缺损由小到大，逐步累积，深到一定程度累及牙本质和牙髓，就会造成敏感和疼痛。

牙龈组织很娇嫩，机械刺激易受损。牙齿成分最坚硬，损伤早期不明显。滴水穿石来积累，牙齿颈部见缺损。冷热酸甜牙过敏，罪魁祸首是磨损。软毛牙刷来刷牙，按摩牙龈又洁齿。来回颤动加拂刷，动作力度要适中。牙龈牙齿都健康，全身健康有保障。

（李　颂）

十二、口腔也需要"洗洗澡"——漱口吗？

漱口相当于给口腔"洗澡"，即利用液体在口腔内流动的力量，清除口腔内的食物残渣、软化的白垢及其他污物和异味，从而达到清洁口腔的目的。当口腔中存在感染等情况时，还可根据医生的指导，使用加入适当药物的漱口液，以减少口腔内致病微生物的繁殖生长。

漱口分为家庭日常漱口和临床诊室漱口两种：①家庭日常漱口，通常为饭后漱口，可清除食物残渣，防止微生物在口腔内滋生，可用清水、生理盐水或自己调制的盐水、茶叶水和非药用漱口液；②临床诊室漱口，在临床操作之前医生让患者漱口是为了减少患者口腔中的微生物，使治疗效果更加确切，手术环境更加良好。

漱口液是一类主要由水、抗菌剂、表面活性剂、氟化物、酒精、精油、香精、茶多酚和色素等组成的口腔护理产品，具有清洁口腔和预防龋病、牙周病等作用。常见漱口液分类如图 10-5。

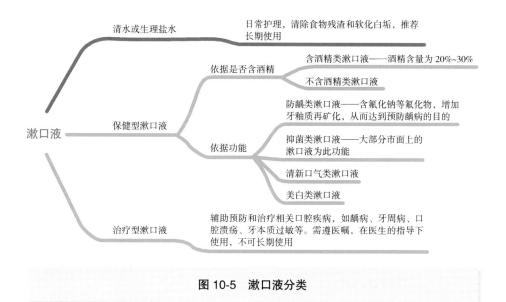

图 10-5　漱口液分类

十三、医院配的漱口液可以随便用吗？

医院配的漱口液为治疗型漱口液，治疗型漱口液应在口腔科医生指导下使用。常见的治疗型漱口液有如下类型：

1. 氯己定漱口液　主要抑菌成分为氯己定，为智齿冠周炎、牙周炎、口腔黏膜炎、口腔溃疡等疾病的辅助用药。

2. 西吡氯铵漱口液　抑菌，对牙菌斑形成有一定的抑制作用，用于口腔疾病的辅助治疗，是目前使用最多的治疗型漱口液。

3. 浓替硝唑漱口液　用于厌氧菌感染引起的牙龈炎、冠周炎、牙周炎等口腔疾病的辅助治疗。

4. 甲硝唑漱口液　对大多数厌氧菌具有抗菌作用，用于牙龈炎、牙周炎等口腔炎症的辅助治疗。

5. 聚维酮碘漱口液　广谱消毒液，常用于口腔手术前的消毒，可用于口腔黏膜感染、口腔溃疡、牙周炎、冠周炎等口腔疾病。

6. 碳酸氢钠漱口液　属碱性漱口液，常用于口腔真菌感染，如口腔念珠菌病。

十四、怎样漱口有讲究吗？

最佳的漱口时间是在每次进食后，此时牙缝、牙龈等部位的食物残渣、软垢还没有形成牢固的黏附，漱口能有效地清除口腔内的残留物。早晚刷牙后需使用牙线清理牙间隙，清理之后也需要使用漱口水清洁口腔。口腔护理顺序为刷牙→牙线→漱口。

漱口时，根据自己口腔的大小将少量漱口液含入口中，嘴唇紧闭做鼓腮运动，使漱口液通过牙间隙，做前后左右往复运动。含漱30秒以上，使漱口液与口腔黏膜、各个牙面及牙龈充分接触，最后将漱口液吐出。若戴有活动义齿（活动假牙），将假牙摘下再漱口，并清洗假牙上的食物残渣。

十五、你知道漱口液的各种功效吗？

不同成分的漱口液具有不同的作用。

1. 清新口气　有效改善口腔异味。

2. 深入清洁　配合刷牙一起使用，清除牙刷无法进入的牙间隙和龈沟内的杂质和细菌。

3. 抑菌作用　暂时减少口腔内的细菌，抑制口腔致病微生物的生长。

4. 防龋作用　漱口液内含氟，可以降低龋病高危人群（儿童、青少年、老年）龋病的发病率。

5. 控制牙菌斑和牙周病　减少牙菌斑的堆积，减少牙龈炎的发生，有效缓解牙龈出血。

6. 止痛作用　有的漱口液中含有 0.5% 普鲁卡因，可缓解口腔溃疡引发的疼痛。

7. 美白作用　含有过氧化氢等漂白成分的漱口液有美白牙的作用。

8. 促进伤口愈合。

所有人都可以使用保健型漱口液，但孕妇要慎重选择，6~7 岁之前的儿童建议使用清水、生理盐水或淡盐水等漱口。治疗型漱口液要在口腔科医生的指导下使用。

十六、漱口液可以代替刷牙吗？使用后会引起牙的色素沉积吗？

漱口液并不能代替刷牙。清除牙菌斑最好的方法还是刷牙，漱口只能清除口腔内的食物残渣和松动的软垢，不能达到刷牙的效果。刷牙的原理主要是物理摩擦，这种摩擦能很好地去除牙表面形成的不能被水冲掉的牙菌斑。因此，只有通过刷牙才能更好地清洁口腔。

市面上的漱口液五颜六色，是药物颜色或为了吸引使用者的关注而添加的色素。长期使用有颜色的漱口液可能会导致牙面着色，所以此类漱口液含漱 1 分钟后最好用清水漱口。特别是少数含特殊成分的漱口液，如氯己定漱口液，长期使用会使口腔黏膜表面与牙着色、舌苔发黄、味觉改变等。因此，治疗型漱口液的长期使用务必遵从口腔科医生的指导，不可自行使用。

十七、使用漱口液需要注意哪些问题？

1. 口腔内菌群失调　由于口腔内除了致病菌还有正常菌群，因此治疗型漱口液不可长期使用。口腔疾病愈合后就应停止使用，避免破坏菌群本身以及菌群和人体之间的平衡，导致口腔其他疾病的发生。如有口腔炎症需要长期使用漱口液时，建议每周漱口 4 天停 3 天，严重时可连续漱口 2 周，停 1 周。

2. 儿童慎用，防止吞食　年纪幼小的儿童，还不具备自主使用漱口液的能力，应该慎用，并避免儿童吞咽漱口液。此外，6~7 岁之前的儿童，牙正处于生长发育期，长期使用含氟漱口液可能导致氟牙症的发生。

3. 漱口液过敏应立即停用　酒精过敏的人群应避免使用含酒精的漱口液，出现漱口液过敏时应立即停用。

4. 特殊时期，如拔牙后 24 小时不可漱口。拔牙后，牙槽窝内会形成血凝块，漱口会导致血凝块脱落影响愈合，严重时还会造成干槽症等并发症。

十八、牙线种类繁多，如何选择？

生活中我们总能遇到这样的尴尬：享受完美味的肉或蔬菜，食物残渣嵌在牙缝里，怎么也取不出。普通牙刷并不能有效清洁牙缝，因此牙间隙的清洁需要特殊的齿间清洁工具，那就是牙线。

牙线是由多股尼龙丝组成，也可用细丝线或涤纶线代替，市面上常见的包括成卷的牙线和牙线棒。

1. 成卷的牙线　成卷的牙线有如下类型：

（1）加蜡牙线：更容易进出牙缝，牙缝紧、牙石多或有不良修复体易导致牙线磨断者可以选择。

（2）无蜡牙线：适合牙缝大、牙线易通过者。

（3）矫味牙线：增加了薄荷味等口味的牙线，使用起来更清新。

（4）宽扁牙线：牙线和牙的接触面更大，易放入牙缝，适合小牙缝。

（5）弹性牙线：方便缠绕在手指上，不易断，从牙缝间弹出时可能会同时弹出唾液和异物。

（6）圆形牙线：需要拉紧后才可以放进牙缝，但清洁效果较佳。

（7）膨胀牙线：能顺滑地进入牙缝，接触唾液后迅速膨胀成海绵状，能很好地对牙缝和牙侧壁进行清洁，柔软不伤牙龈。

（8）特效牙线：包括三个部分，第一部分较硬的末端能够穿入牙与正畸托槽间，或者穿入固定桥底部；第二部分海绵状部分可清洁托槽周围和桥底较宽部分；第三部分普通牙线部分可清洁牙间隙。适合戴正畸托槽或固定桥等修复体的特殊人群。

2. 牙线棒　牙线棒多为一次性使用产品，即用即弃，推荐家长或护理者给孩子及有特殊需要的人清洁牙缝时使用。按形状可以分为两种。

（1）顶端 F 形：牙线架在侧面开口，与手柄平行，用于后牙区需要牵开嘴角。

（2）顶端 Y 形：牙线架在顶端开口，与手柄垂直，更容易伸入后牙区进行清洁。

选择合适的牙线，需要考虑使用者的牙缝大小、牙列情况、个人习惯等。

十九、用了牙线牙龈总出血，怎么办？

有人认为，用牙线牙龈总出血，怀疑用牙线对牙不好。事实上，正确使用牙线并不会伤害牙龈而造成出血。如果用牙线就出血，要考虑是方法不对或是牙周健康有问题。首先，要看选择的牙线是否适合自己。牙线越细、质地越硬，锋利度就越高，使用不当容易滑伤牙龈。其次，使用的手法很重要，要将牙线慢慢地滑进牙缝，控制好力量及用力的方向。但如果牙龈本身存在炎症，也易出血。所以，如果牙龈反复出血，或者多位点出血，出血不能自行止住，应该及时到医院就诊。正确使用牙线的方法（图10-6）如下：

1. 取长约 40cm 的牙线（可按自身习惯调整长度），将牙线两端分别绕在两中指上，或两端并拢打结，形成一个线圈。

2. 用示指和拇指捏住牙线并绷紧，两指间距约 1~2cm。

3. 清洁上颌牙时，拇指在牙前方，示指在牙后方，主要依靠拇指发力；清洁下颌牙时，两示指压住牙线，均以拉锯式进入牙缝。

4. 牙线到达龈沟底部后，使牙线紧贴牙成"C"形，紧贴一侧牙面由龈沟向上提拉多次，然后再紧贴另一侧牙面由龈沟向上提拉多次，一个牙缝两个牙面至少重复 3~4 次。

5. 清洁完一处牙缝后，改用另一段干净的牙线清洁另一处牙缝，注意最里面一颗牙的里侧也需要清洁。

6. 每清洁完一个区域的牙后，配合清水漱口，冲去被刮下的牙菌斑和食物残渣。

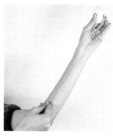
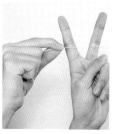
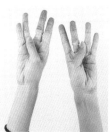
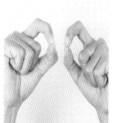

剪牙线约40cm（从指尖到手肘的距离）

在两手中指上轻轻绕几圈，左手多绕几圈

将两手分开时，牙线保持10~15cm

用大拇指和示指使牙线保持长1~2cm

清洁上颌牙

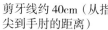
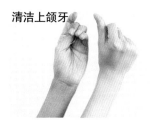
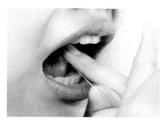

用大拇指和示指使线绷紧

大拇指放在牙齿前方，示指放在牙齿后面，像拉锯一样慢慢放入牙缝间

清洁下颌牙

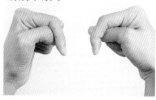
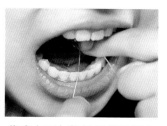

用两手示指压住牙线，使之绷紧

指尖向下如拉锯般慢慢深入齿缝间

图 10-6　牙线的使用方法

二十、不会用牙线，就喜欢用牙签，可以吗？

牙签也是常见的洁牙工具，常为竹制或木制，近年来还出现了由尼龙、塑料或特殊合成材料制成的牙签。传统的木制及金属制牙签横断面呈扁圆形或三角形，尖头较细，表面光滑。塑料牙签在传统牙签形态的基础上有所改进，横断面一般呈匕首形，尖端圆钝而薄，可以方便进入牙间隙，减小损伤牙龈的风险。

许多人担心用牙签剔牙，牙缝会越来越大，越用越塞牙。事实上，牙签的适用对象主要是牙龈萎缩、牙缝增大的人群，以中老年人居多，尤其是对于那些一部分牙根暴露的人。牙签可以清洁到牙刷和牙线难以清洁的凹的牙面和牙根分叉处。

牙签必须光滑无毛刺，以 45° 角进入牙缝，尖朝向咬合面，侧面接触间隙的牙龈并刮净牙面，在凹的根面和根分叉处用牙签尖端清洁，注意要用"挑"的动作，不可以暴力穿刺。由于牙签尖端较锐利且相较于牙线明显粗大，人们在使用牙签时，常常会损伤牙龈，造成龈乳头萎缩。常见的木制牙签，表面虽然经过抛光，但仍会有细小粗糙的突起，容易在使用时造成牙龈出血、发炎。

二十一、您知道牙缝的"清洁工"——牙间隙刷吗？哪些人最需要使用牙间隙刷？

牙间隙刷，别名为间隙刷、牙缝刷，由刷毛和持柄两部分构成，刷毛多为单束毛刷，手柄有 I 型、L 型等。在设计和规格方面可根据牙间隙的大小选用，有多种大小不同的形态和型号供选择，较小型的牙间隙刷一般会插上手柄，以便于握持使用。

通过刷牙我们可以去除唇、颊、舌侧面的牙菌斑，但对于邻面及正畸器械周围的牙菌斑通过简单的刷牙不能有效地去除。牙间隙刷是为清洁牙间隙而专门设计的小型牙刷，是牙龈萎缩患者和正畸患者的福音。

二十二、如何使用牙间隙刷清洁牙邻面？

合适的牙间隙刷只需刷毛大小略宽于牙缝即可，不可挑选过大型号的牙间隙刷以免损伤牙龈。首次使用牙间隙刷时，将牙间隙刷从大到小依次试用，选取最适合自己的牙间隙刷。

　　牙一共有 5 个面，外侧面、内侧面和咀嚼面刷起来容易些，但和邻牙相对的两个面就很难刷到，可以借助一些辅助工具，如牙间隙刷。I 型牙间隙刷刷前牙的方法：清洁上颌前牙时，牙间隙刷的刷头稍稍朝下；清洁下颌前牙时，间隙刷的刷头稍稍朝上。使用时从唇颊面向舌腭面刷动，然后再反向刷动，牙间隙刷贴近牙根部与牙龈边缘，使鬃毛抵达牙龈下，来回轻刷 2~3 次（图 10-7）。L 型牙间隙刷刷后牙的方法同 I 型牙间隙刷（图 10-8）。

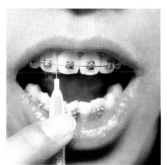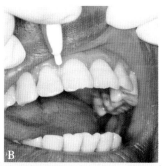

图 10-7　牙间隙刷的使用
A. 正畸患者使用牙间隙刷清洁牙　B. 前牙邻间隙的清洁

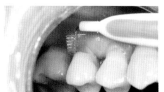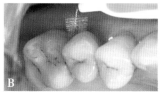

图 10-8　牙周炎患者用牙间隙刷清洁后牙邻间隙
A. 唇面像　B. 𬌗面像

　　值得注意的是，使用牙间隙刷不能硬塞，否则会伤害到牙龈。选用在金属刷毛之外还有一层塑胶的牙间隙刷比较安全。牙间隙刷插入牙缝后，不要旋转刷头，以防刷毛脱落。每次使用完后都要例行清洁，建议每周更换一次。且牙间隙刷只是牙刷的补充，万万不可本末倒置，只使用牙间隙刷而放弃了刷牙。

二十三、您用过"口腔清洁小卫士"——冲牙器吗？

很多患者会有这样的疑惑：为什么我每天这么认真地刷牙，却还是有蛀牙、牙龈出血、肿痛等各种口腔问题困扰我呢？事实上，很多时候，常规的刷牙只能清洁到牙的表面，而对于相邻牙之间的间隙常常无能为力。

冲牙器作为一种比较新颖的口腔保健产品，正逐步走入我们的生活。它运用高压水泵除垢的原理，通过小电机对装入内部的水加压，在喷嘴处形成直线形或螺旋形超细的高压水柱，从而毫无障碍地冲刷到牙与牙龈缝隙中的各个位置，达到有效去除缝隙内食物残渣、软垢、有害细菌的目的。冲牙器能显著减少牙周病患者牙菌斑的附着，改善牙龈炎症，是牙周病患者辅助口腔清洁的一种有效器具。

二十四、常见的冲牙器有哪几种？

冲牙器根据脉冲频率及其机体设计分为定频式、变频式、便携式冲牙器。其中，最为传统的定频式冲牙器是指其电机电压固定在交流 220V，且高压水泵具有恒定的脉冲频率，一般为 1200 次 / 分。但在工作时由于电机发热较多，用户单次使用时间不宜超过 2 分钟，且至少需要 2 小时的间歇期，以免冲牙器发热过度导致故障。

变频式冲牙器有更为显著的优越性，其脉冲频率并非一成不变，而是在一定范围内可调，实现水流的变频控制，一般脉冲频率为 1320~1500 次 / 分，且清洁效果随着震动频率增加而提高。使用者可以根据不同需要进行调节，低压时按摩牙龈，高压时清洁牙面可控制冲牙器的脉冲频率和进水量大小。

同时，变频式冲牙器采用的是直流低压内部电路设计，工作电压低于16V，使用的安全性也大大提高。此外，电机本身无明显发热，使用时间可更长一些。

还有一种便携式冲牙器为广大患者日常的口腔护理提供了更大的便利。该类冲牙器采用水瓶储水，主机采用充电电池供电，无需外接电线，体积灵巧，结构简单，携带方便。特别是对于正畸患者，便携式冲牙器可以使清洁牙面及牙套上的食物残渣变得更加简便，且不受场合限制。

二十五、为什么要使用冲牙器？

使用冲牙器能有效维护牙周健康，冲牙器喷嘴喷出的超细高压脉冲水柱可以深入到牙刷无法触及的位置——牙之间以及牙与牙龈之间的龈沟。龈沟是牙龈围绕牙但没有附着在牙上的缝隙，约2mm深。它是通向牙根基最重要的交界处，但却最易藏污纳垢，是最容易引起牙及牙龈疾病的部位。虽然用牙线能够清除部分牙表面堆积物，但粗糙不平的牙表面有时仍得不到有效清洁。能钻缝入孔的压力水流可以冲进龈沟较深处以及各种粗糙牙面和缝隙孔洞，清除残留的食物残渣、软垢和细菌，减少牙周组织炎症的发生。

冲牙器高压水柱产生的冲击是一种柔性刺激，对牙龈组织还有生理性按摩的作用。市面上有些冲牙器还带有专门的进气孔，使喷出的水柱富含微气泡，以此改变龈沟以及牙间隙等部位的厌氧环境，达到良好的抑制厌氧菌的作用，且可促进牙龈的血液循环，增强局部组织的抵抗力，有效维护牙周组织健康，同时还能消除因口腔卫生差而产生的口臭。

二十六、哪些人使用冲牙器更有利于保持口腔卫生？

冲牙器是固定义齿与种植牙的清理工，对于口内有固定义齿与种植牙的患者来说，冲牙器能够更好地帮助清理口腔异物，维持口腔健康。由于固定义齿不能随意取下清洗，随着时间的推移，牙龈与固定桥之间的缝隙越来越大，嵌塞物越来越多，牙刷无法非常好地清理缝隙间的细菌与残渣，冲牙器能帮忙有效清洁。而对于口内有种植牙的患者来说，种植牙与牙龈之间都有一定间隙，这些间隙最容易隐藏有害细菌及食物残屑。以往均需患者定期到牙科诊所进行冲洗，如果有了冲牙器，自己就可以每天在每餐后冲洗，有利于种植牙长期存留。

冲牙器也是正畸患者的好帮手。无论是固定矫治器还是活动矫治器，附件都比较多，食物容易嵌入，单纯刷牙难以达到较满意的清洁效果，但经冲牙器冲洗后可起到较好的清除牙菌斑与食物残渣的作用。

冲牙器还有助于解决糖尿病患者的口腔问题。糖尿病患者特别是血糖控制不佳者，往往合并血管病变，其自身免疫能力较低，牙周组织抵抗细菌的能力下降，炎症较重，牙龈红肿、易出血，且易发生牙周脓肿和牙槽骨快速吸收。因此，对于这类患者，维护好口腔健康显得尤为重要。但糖尿病患者单纯靠牙刷、牙线的使用常常难以达到满意的清洁效果，冲牙器的使用可以较好地弥补这一不足。如果每天能正确使用 2 次冲牙器，3 个月后，糖尿病患者的口腔卫生状况就有明显的改善。

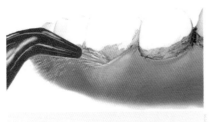

图 10-9　冲牙器的使用方法

使用时，应选择正确的模式，将喷嘴伸入口腔，对准牙、牙缝或牙龈，用正确的冲洗姿势冲洗 1~3 分钟（图 10-9）。一般来说，给冲牙器注水时使用清水即可，若有必要，也可以加入漱口液或者一些药物，以达到更好的治疗效果。

需要注意的是，冲牙器只是作为一种口腔清洁的辅助手段，不能完全代替刷牙。且冲牙器最多只能冲出 2~3mm 深的水柱，对于顽固附着在牙面上的牙石亦无能为力，因此不能将其等同于医院的洁牙治疗。

二十七、您嚼过口香糖吗？知道口香糖的种类吗？

相信大家对口香糖并不陌生，它作为一种咀嚼类糖果，由胶基、甜味剂、香料、软化剂、色素和功能物质组成。胶基是由橡胶、树脂、填充物、脂类、乳化剂和抗氧化剂制作而成。甜味剂包括磨成细粉的白砂糖、葡萄糖或低糖的代糖甜味剂。甘油作为其中的软化剂能帮助改善口香糖的软硬程度，起到黏聚以上各类成分的作用。

市面上常见的口香糖根据其是否含蔗糖分为含糖口香糖和无糖口香糖（含糖量低于 0.5%）（图 10-10）。此外，其形状也各式各样，常见的有片状或块状、香口珠类（枕头形的小丸，内包有糖衣）、啫喱状（类似牙膏管样，挤出在口内食用时可恢复其咀嚼性）、粒状或条状（多见于儿童口香糖）。

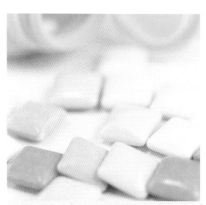

图 10-10 无糖口香糖

二十八、您了解无糖口香糖的作用吗？

等待无聊时、缓解压力时或者想要清新口气时，很多人都会选择嚼上一片口香糖。在购买口香糖时，人们大多更注重口香糖的口味以及其可咀嚼的时间，但是鲜有人关注其甜味剂成分。当咀嚼含蔗糖的口香糖时，残留在口腔中的蔗糖会被口腔内的致龋微生物分解产酸，使牙的周围环境呈酸性。如果牙齿长时间处于酸性环境中（pH<5.0），牙表面的矿物质将被溶解而产生龋齿。无糖口香糖是用不能被致龋微生物代谢的木糖醇、山梨醇等作为甜味替代剂，保持了甜味的同时，还可以刺激唾液的分泌，能有效去除对牙有害的酸性物质并促进牙早期损害的修复。

口香糖中含有的薄荷、芳香剂之类的物质还可以清新口气，咀嚼之后可以改善口腔异味，有利于社交活动的进行。此外，咀嚼口香糖还可以促进面部肌肉和皮肤的血液循环。但是，口香糖并不能有效清洁牙，想要做到真正的清洁，正确刷牙是最好的方式。

二十九、嚼口香糖应该注意哪些问题？

需要注意的是，颞下颌关节紊乱病患者不宜嚼过量的口香糖。若经常咀嚼过量的口香糖，咀嚼肌及颞下颌关节会因负担过重而出现功能性甚至器质性损伤，并且与关节噪声、肌肉敏感性也有一定的相关性。因此，对于存在颞下颌关节症状的人，最好限制口香糖的使用量。同时，每次咀嚼口香糖的时间也不是越久越好，每次应控制在 15 分钟为宜。

无糖口香糖中的甜味替代剂山梨醇、木糖醇等，属于多元醇糖类，因此类物质无法被小肠良好吸收，所以会起到渗透剂的作用。若高剂量（20~50g）摄入会引起渗透性腹泻。每粒口香糖的甜味替代剂的添加量大约为 1g，因此每天咀嚼口香糖的最好不要超过 20 粒。

儿童咀嚼口香糖可能导致口香糖不慎落入气管引起窒息或误吞。因此，家长应在旁做好监护工作，避免儿童边咀嚼口香糖边玩耍。

三十、您知道健康的牙齿也需要均衡的膳食营养吗？

均衡膳食有助于维持或改善整体健康，没有任何一种单一食物可以满足人体生长发育所需的全部营养，必须通过多种食物的合理搭配才能提供给人体种类齐全、数量充足、比例合适的能量和营养素，即均衡膳食营养（图10-11）。食物多样性是实践均衡膳食的关键，多种多样的食物才能满足人体的营养需要。

均衡膳食十分重要，均衡的膳食提供给不同的人群生存所需的最合适的能量，既不会因能量过低而干扰正常生命活动，又不会因能量过剩而引起异常的体能堆积。合理的膳食模式不但可降低心血管疾病、高血压、2 型糖尿病等多种系统性疾病的发病风险，而且对于口腔健康也很重要。

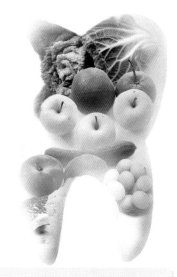

图 10-11　均衡膳食

　　鱼、禽、蛋和瘦肉含有丰富的蛋白质，对牙齿的发育有非常重要的作用，同时可以降低一些特定疾病对牙的影响。蔬菜和水果富含维生素和膳食纤维，其中维生素 C 可以维持牙龈的健康，促进伤口的愈合。孕妇及儿童若缺乏维生素 A 会导致牙发育不良，影响牙的外观和形态。纤维素则可以通过直接的摩擦作用促进唾液的分泌，清除附着在牙上的食物碎屑以及对牙有害的酸性物质。牛奶、酸奶等奶制品中含有大量的钙、磷等矿物质，对牙发育及抵抗龋齿的能力有非常重要的作用。因此，在生活中我们要注意改变不良的饮食习惯，做到均衡膳食，促进口腔及全身健康。

（邓淑丽）

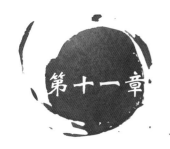

第十一章

特殊人群的口腔预防与保健

在妊娠前进行系统、全面的口腔检查,可以预防孕期口腔疾病的发生。最好的治疗是预防,备孕期进行全面的口腔检查和治疗是预防和消除孕期发生口腔疾病隐患的最佳时期。接受检查和治疗的不仅是备孕期妇女,准爸爸以及家庭成员都应该接受相应的检查和治疗。

口腔健康是全身健康的重要部分之一。口腔疾病与许多系统健康问题密切相关。孕期母亲健康与胎儿健康密切相关。孕期由于激素水平变化和生理反应,口腔疾病的易感性会增加。孕期口腔疾病与胎儿健康及妊娠不良结局有紧密的联系。因此,口腔检查和治疗是备孕中的重要环节。备孕时全面系统的检查和治疗口腔疾病可以有效控制和降低孕期口腔疾病的发生,避免不必要的疼痛和烦恼。同时,这也是孕育健康宝宝的重要决定因素。

口腔细菌可以通过日常的唾液接触在家庭成员中传播,新生儿出生时口腔是一个无菌环境,在长期的接触中会从其他家庭成员口腔中获得细菌。

我国的用餐习惯往往做不到分餐制，所以建议将来会和婴幼儿一起生活的家庭成员都进行口腔疾病的治疗，以减少致病菌感染的机会。

二、为什么口腔健康知识对孕妈妈非常重要？

除了定期口腔检查，口腔健康知识对孕妈妈也非常重要。口腔健康知识可以有效预防孕期、哺乳期妈妈口腔疾病的发生，并且对于宝宝的口腔健康乃至全身健康至关重要。

对孕妈妈的口腔健康教育包括：①孕期口腔清洁的方法；②妊娠初期、中期、后期的口腔健康状况对胎儿的影响；③乳牙的萌出时间、顺序，乳牙和恒牙胚的关系；④新生儿期、婴幼儿期常见口腔疾病的情况；⑤喂养方式、食物结构尤其是含糖量高的食物对儿童口腔健康的影响；⑥不同年龄的儿童采取口腔清洁的方法及注意事项。母亲掌握正确的口腔保健知识与方法，使孩子从出生开始就能被给予很好的口腔护理，并在日常生活中将正确的口腔自我保健行为潜移默化，逐渐培养儿童对口腔健康有利的生活习惯。

三、孕期口腔护理为什么十分重要？

女性在怀孕期间所处的特殊生理状态，以及存在的饮食习惯的改变和激素分泌及代谢水平的变化，使其更容易罹患某些口腔疾病，因此孕期口腔卫生的日常护理和保健意识的提高就显得尤为重要。

在怀孕期间，妇女经历了一生中最重大的生理激素的改变，机体各器官需要调整以适应新的环境。孕期激素主要是指雌激素和孕酮。从怀孕初期开始，血浆内激素水平持续升高。孕期最后 1 个月，孕酮水平趋于稳定，而雌激素水平仍保持上升趋势。分娩前，雌激素可升高至怀孕早期的 100 倍（每天约 20mg），孕酮的升高比例甚至大于 100 倍（每天约 300mg）。分娩后，体内雌激素和孕酮的含量急剧下降至非孕期水平。孕期雌激素和孕酮都发挥了重要的生理功能，作用于血管系统以维持子宫内膜的功能，促进乳腺分泌乳汁，提高机体的基础代谢率，以供胚胎发育的需要，还参与母体免疫系统的调控。然而，激素水平的巨大波动也影响了口腔的微环境，增加了口腔疾病的易感性。孕期激素的急剧升高，尤其是孕酮，可靶向作用于牙龈的血管系统，增加孕期牙周疾病的易感性。

早孕反应是指在妊娠6~12周出现的以恶心、呕吐为主要表现的症候群，伴随着乏力、头晕、食欲不振、喜食酸物、厌恶油腻等症状。频繁的呕吐或胃食管反流，会增加口腔内的酸性物质，降低口腔环境的pH，增加了酸蚀症和龋病的发病风险。此外，孕期饮食结构的改变，如进餐频率的增加、喜爱酸甜食物的偏好等，提高了口腔内微生物的致龋能力，增加了妊娠期龋病的易感性。

正是由于上述孕期激素水平的波动和生理反应的发生增加了孕期妇女口腔疾病的易感性，因此孕期口腔卫生的日常护理和保健尤为重要。孕期口腔保健的认知程度与人群的知识文化水平、经济收入有关。经过有效的口腔保健知识宣传能改善孕期妇女的口腔卫生情况。并且，妊娠期妇女接受相关卫生保健知识，对母体、胎儿及婴幼儿的口腔卫生习惯有长远的影响。

四、为什么孕妈妈要注意全身性疾病的防治？

孕期妇女的口腔健康不仅与母体自身的全身健康相关，同时也与胎儿，甚至可能与儿童、青少年和成年后代的健康密切相关。

一些全身性疾病也会在口腔表现出来，如白血病、再生障碍性贫血、血友病、红斑狼疮、糖尿病、手足口病、艾滋病等。因此，备孕父母必须首先排除这些疾病。口腔细菌性疾病，如龋病、牙周病、牙髓病、根尖周病、口腔黏膜病是最常见的口腔疾病，作为牙源性病灶与许多全身性疾病有着密切的关系，如动脉粥样硬化、类风湿关节炎、神经系统疾病、糖尿病等。孕期是女性的特殊时期，细菌及代谢产物可以通过血液向发育中的胎儿传播，影响胎儿发育，引起早产、小于胎龄儿等。因此，备孕的父母必须首先到口腔医院进行全面的口腔检查，做一次彻底的口腔护理，降低孕期口腔疾病发生的机会，为生一个健康的孩子打好基础。

五、子痫前期与牙周病有关吗？

子痫前期是指怀孕前期血压正常的孕妇在妊娠 20 周以后出现高血压、蛋白尿，为妊娠期特发疾病，可影响机体多器官系统，包括胎盘、肾脏、肝脏以及脑等，发病率约占全部妊娠的 8%~10%。子痫前期的发病机制是血管内炎症和内皮细胞功能障碍与胎盘血管发育改变，是母胎围产期致死的主要原因。研究发现，子痫前期患者患牙周感染的概率高于健康妇女，牙周病与子痫前期有关。因此，保持口腔卫生、定期口腔检查、防治牙周病是预防子痫的关键。

六、孕期口腔异味如何处理？

了解口腔异味的来源，才能进行针对性的治疗。口腔异味的来源分为牙源性口腔异味和非牙源性口腔异味。

1. 牙源性口腔异味　牙源性口腔异味的主要来源有以下几个方面。

（1）舌苔：舌背表面布满的丝状乳头、菌状乳头、叶状乳头和轮廓乳头使舌表面形成无数凹陷和凸起，提供细菌聚集的黏附生长空间。舌背是口腔内细菌最密集的地方，也是唾液细菌最主要的来源。滞留于舌背的食物残屑、脱落细胞成为细菌降解的底物，并且是口腔异味的主要来源。舌苔产生的异味主要来源于硫化氢。

（2）牙周炎：牙周炎的异味来源主要是甲基硫醇。国内外的相关调查结果均显示，挥发性硫化物水平与牙龈出血指数、牙石指数、牙周袋深度及数目相关。同时，挥发性硫化物也能对牙周袋上皮、结缔组织起损害作用，甲基硫醇能与内毒素、白介素共同激发前列腺素和胶原酶的生成，进一步加重牙周破坏。有学者发现牙周炎患者的舌苔远比无牙周炎者厚，且牙周致病菌可在舌背定植，牙周炎和舌苔可能共同引起口臭。

（3）其他牙源性疾病：口腔内未治疗的龋齿、不良修复体、食物嵌塞、干槽症、阻生牙、口腔溃疡、肿瘤等可因细菌堆积和食物残留而产生异味。唾液从唾液腺导管中流出时是无菌的，它具有清洁口腔和稀释异味的作用。然而，在不洁的口腔中，唾液可携带大量的细菌。对于有孕期口干症的孕妈妈来说，口内唾液流量减少，口腔清洁作用降低，也易使舌苔变厚和牙菌斑堆积。

2. 非牙源性口腔异味　在主诉口臭的人群中有少部分人的口腔异味并不源于口腔，而是由身体其他部位或系统的异常所产生的异味，通过口腔呼出。常见的原因如下：

（1）呼吸系统疾病：较常见的为耳鼻咽喉疾病，如慢性或化脓性扁桃体炎，其深陷窝内的细菌发酵潴留食物产生异味。鼻炎、鼻内异物、鼻窦炎、慢性咽炎等和下呼吸道的肺部感染、慢性气管炎、肿瘤等的分泌物也可导致异味的产生。

（2）胃肠系统疾病：食管憩室、反流性食管炎反流的胃酸刺激黏膜发炎并产生异味。

（3）代谢异常：有些不良气味并非直接产生于呼吸道或胃肠道，而是某些疾病导致的代谢异常产生的一些臭味物质进入血流，通过肺泡气体交换携带至呼吸道呼出，从而导致口臭，如未控制的糖尿病体内酮体堆积，可呼出烂苹果味；肾衰竭可引起二甲胺、三甲胺升高产生鱼腥味；肝硬化和肝功能不良者产生二甲基硫化物进入血流而被呼出。

有口腔异味的孕妈妈，应全面检查口腔各部位以确定是否为口腔来源，同时也应追踪孕妈妈的特殊病史，如是否患有上呼吸道、咽喉、鼻部、支气管、肺部等感染，患有糖尿病，肝脏或肾脏有问题等。因为孕妈妈所处的特殊生理状态，对于口腔异味的处理要全面、慎重，不能小觑。

清除和减少口腔内的细菌和保持口腔清洁是消除口腔异味的重要方法，孕妈妈可在刷牙的同时顺便清洁一下舌苔，并彻底清除残留在舌头上的食物，有助于消除因为舌苔而产生的口腔异味。对于存在口腔疾病的孕妈妈，除了保持口腔清洁外，还应对症治疗。孕妈妈患有特殊疾病史，需要与内科、耳鼻咽喉科等专科医生进行多学科合作或转诊。

七、妊娠期如何处理口腔疾病？

孕妈妈在妊娠期间接受口腔疾病的预防、诊断、治疗，包括 X 线检查、局部麻醉等是安全的，不会增加孕妇和胎儿的危险。良好的口腔卫生及生活质量能在一定程度上减少母婴间致病细菌的传染。尽管如此，孕前期及孕后期的牙周治疗仍需谨慎。母婴对 X 线的暴露也应尽量控制到最少。若在孕前期（1~3 个月）出现牙周炎症状，建议孕期妇女接受全面的牙周检查以评估牙周炎的易感性。孕中期的初期（14~20 周）是口腔治疗的最安全时期。牙周洁治、刮治应在该时期进行。牙周手术应待胎儿出生后进行。对于孕期出现的牙周疾病，应及时采取口腔治疗并遵循治疗指南。

八、妊娠期龋病如何处理？

准孕妈妈在怀孕前 6 个月应进行一次全面的口腔检查，彻底治疗龋齿。对于妊娠期龋病，治疗仍以充填为主，未经治疗的龋病可进一步发展形成牙髓炎甚至根尖周炎。妊娠期龋病应选择在母体处于相对稳定的妊娠中期（4~6 个月）进行治疗。操作过程要尽可能轻柔，避免因剧烈牙痛引发早产和流产。有研究表明，治疗妊娠期间的龋病可以降低婴幼儿、低龄儿童龋的发生率。总之，孕妇在怀孕前应积极治疗龋病以及相关并发症，且孕妇还可以通过增多刷牙次数、配合使用含氟牙膏以及减少糖类食物的摄入来减少龋病的发生率。

九、孕妈妈应该选用哪种牙刷？

由于孕妇所处的特殊生理阶段，除备孕期到口腔医院进行口腔检查外，在整个怀孕阶段的日常口腔护理和清洁也必不可少。刷牙是去除牙菌斑、软垢和食物残渣，保持口腔清洁的重要自我口腔保健方法。

牙刷具有以下的特点：①刷头小，便于在口腔内（特别是口腔后部）转动自如。目前牙刷的刷头种类繁多，但基本的功能原则是最大限度清除牙菌斑，减少对牙表面的磨损及牙龈损伤。②刷毛排列合理，一般为10~12束长，3~4束宽，各束之间有一定间距，既有利于有效清除牙菌斑，又使牙刷本身容易清洗。③刷毛较软，刷毛长度适当，刷毛顶端圆钝，避免牙刷对牙和牙龈的损伤。④牙刷柄长度、宽度适中，并具有防滑设计，使握持方便、感觉舒适。

选择牙刷要特别注意：①刷头小；②刷毛硬度为中度或软毛；③刷柄易把握。已经掌握了正确的刷牙方法并养成了良好刷牙习惯的人可根据自己的喜好有较大的选择余地。对于不能掌握正确刷牙方法的人，特别是喜欢采用横刷法的人，可适当选择更高效和特殊设计的牙刷，如电动牙刷等。对于舌苔厚的人可选择带有舌苔清洁器的牙刷，能帮助清除舌苔，减轻和预防口腔异味。

对于牙刷的个人选择应充分考虑以下因素：①用牙刷去除牙菌斑又不损伤口腔中软、硬组织结构的个人能力；②手的灵巧性以及按刷牙操作程序进行的意愿和能力；③牙龈与牙周的健康状况与解剖特点；④牙错位与牙拥挤程度；⑤个人爱好；⑥医生的推荐和指导等。孕妇因处于特殊的生理状态，牙龈可能红肿甚至增生，此时可遵照医生的建议，结合自身的特殊情况，选择适宜、安全、切实符合自身需求的牙刷，切忌盲目依从于他人意见或是广告推荐，防止因牙刷选择错误导致不能有效进行口腔清洁。

十、孕妈妈应该选用哪种牙膏？

牙膏是辅助刷牙的一种制剂，可增强刷牙的摩擦力，帮助去除食物残渣、软垢和牙菌斑，有助于消除或减轻口腔异味，使口气清新。

牙膏的基本成分包括摩擦剂、洁净剂、润湿剂、胶粘剂、防腐剂、甜味剂、芳香剂、色素和水等。牙膏配方的基本成分及其相互之间的相容性和稳定性决定了牙膏的基本作用，如：牙膏的摩擦剂在牙刷的配合下，机械地刷除牙表面的附着物如食物残渣、牙菌斑和软垢；洁净剂在刷牙过程中发泡、乳化、吸附牙面及口腔内的污垢，使黏附物产生溶解、分解、中和等作用来达到清洁的目的。同时，牙膏中的有效组分也可抑制口腔细菌的生长，抑制牙菌斑的形成从而维护口腔卫生。在牙膏基本成分的基础上，加入其他有效成分如氟化物、抗菌药物、抗牙本质敏感的化学药物等，则分别具有防龋、减少牙菌斑、抑制牙石形成和抗牙本质敏感的作用。常见的有含氟牙膏、脱敏牙膏、美白牙膏、抑制牙菌斑与减轻牙龈炎症功效的牙膏等。

不少孕妈妈对气味、口味会有特殊的反应，选择牙膏时可考虑其口味、香型、外观、功效、特质发泡、清洁能力、清新爽口、品牌、价格等因素，最重要的是牙膏的功效与安全性，也可以咨询口腔科医生。值得注意的是，孕妈妈应认真进行每日的口腔清洁维护，如每次进食后的漱口、早晚有效的刷牙、使用牙线清除邻面的食物残渣和牙菌斑，重点做好妊娠期龈炎的防治，保持口腔环境的清洁。

十一、孕妈妈吃哪些食物可以帮助胎儿牙的发育？

人的一生只有两副牙，乳牙和恒牙。这两副牙的发育都是在孕妈妈肚子里完成的，乳牙胚从胚胎第 6~8 周开始，这一过程约 10 周；恒牙胚从胚胎第 20 周（第一磨牙）持续至 5 岁（第三磨牙）。胎儿期牙已开始发育，需要大量的钙和磷。因此，孕妈妈的饮食应有充足的钙、磷、维生素 A、维生素 D、维生素 C。牙所需的重要营养物质是蛋白质，所以要多吃鸡肉、鱼肉、蛋、豆腐等食品。

牙釉质发育需要维生素 A、镁，其中猪肝、米、面、胡萝卜、蛋黄中所含的这些物质较多。牙本质形成所需的重要营养是维生素 C。维生素 D、钙、磷有助于牙的钙化，富含这些营养的食物有牛奶、鱼肝油、肉骨头、带鱼、猪肉和豆腐。氟离子有助于提高牙的抗酸能力，海虾、海带、面粉中有丰富的氟离子。在摄取营养物质时还要注意对不同食物采用不同的烹调方法，以免破坏了其中的营养。

十二、父母的遗传性牙病会遗传给孩子吗？

遗传性牙病有很多种，包括牙发育异常、牙数目异常、牙颜色异常和牙形态异常。每种牙异常都与其发育阶段相适应。目前，牙发育异常的病因还不十分明确，与遗传、家族、环境等因素有关，其中遗传因素在发育异常中起着重要的作用。一些牙发育异常，既有明显的家族遗传倾向，又有环境因素的作用，如小牙畸形。

与遗传因素有关的牙发育异常性疾病有：①先天缺牙，其发生的数目和位置不一，可发生在乳牙列，也可发生在恒牙列，恒牙较乳牙多见，由特定的基因突变造成；②先天性无牙症，是先天完全无牙或大多数牙先天缺失，通常是外胚叶发育不全的表现，同时合并有毛发、皮肤等外胚叶器官的发育异常；③多生牙，多见于混合牙列和恒牙列；④牙形态异常，如畸形牙尖、双牙畸形、过大牙、过小牙等；⑤常染色体显性遗传病，包括遗传性牙本质发育不全和一些类型的遗传性牙釉质发育不全，均是牙发育期间，在牙基质形成或钙化时，受到各种障碍造成牙发育的不正常，并在牙体组织留下永久性的缺陷或痕迹；⑥先天性唇腭裂畸形，由多种基因和基因 - 环境因素共同作用引起；⑦龋病易感性也具有遗传性，龋病和牙周炎都是环境因素与遗传因素共同作用的结果。

有一些牙发育异常是牙胚发育时期受到各种外来有害因素影响的结果。如乳牙外伤时的机械外力，可造成正在发育中的继承恒牙弯曲畸形；牙胚周围的细菌感染、梅毒螺旋体等可引起牙的结构和形态异常；牙发育时期因为缺乏一些必要的微量元素导致牙发育或者矿化不良；一些不良口腔习惯导致的牙列不齐等错𬌗畸形；因后天口腔卫生习惯不好，导致龋病、牙周病。这些是不具备遗传性的。

综上所述，父母的牙病首先要判断其原因，若是由遗传因素引起的牙发育异常，可能会遗传给孩子。但是，若因其他外界各种因素的影响导致父母牙发育异常，则一般不会遗传给孩子。

十三、孕期最容易得哪些口腔疾病？

1. 牙体牙髓病　妊娠期母体由于处于特殊的生理时期，加上生活习惯的改变，多种因素可造成其口腔环境不洁，促进一系列牙体牙髓病的发生，包括酸蚀症、龋病、牙髓炎等。妊娠早期的生理性呕吐反应，使口腔内环境pH下降，容易导致牙体广泛性的酸蚀症状，造成牙体表面的牙釉质甚至牙本质破坏。此外，妊娠期孕激素对牙周微生态的影响增加了牙龈炎症的易感性，给有效的口腔清洁增加了难度。不及时的口腔清洁及慢性积累增加了龋病、牙髓炎的风险。

2. 妊娠期龈炎　妊娠期龈炎是孕期最常见的口腔疾病，前牙区最易累及。临床症状包括：牙龈呈广泛性的深红色或黑红色，龈缘增厚，龈乳头肿胀增生，探诊易出血，龈沟液分泌增加，形成假性牙周袋。妊娠期龈炎常始发于孕后第 2 个月，在孕中期（3~6 个月）最为严重，可持续至孕后第 8 个月，孕后期及分娩后炎症可呈消退趋势。孕前即患有龈炎的妇女，妊娠期牙龈炎加重的比例达 50%。

3. 妊娠期龈瘤　在孕期妇女中发病率高于 5%。临床表现为无痛性、外生型肿物，呈红斑样或光滑的小叶状。主要存在于牙龈（约 70%）、舌头、唇黏膜，颊侧或腭侧黏膜也可见。其生长迅速，触之易出血，但直径通常不大于 2cm。妊娠性龈瘤可出现在孕期的任意阶段，最常出现在初次妊娠的孕前期（1~3 个月）或孕中期（3~6 个月），分娩后常自行消退。局部牙菌斑、创伤的刺激是妊娠期龈瘤主要的促进因素。

4. 孕期牙周病　孕期牙周病指发生在孕期妇女牙周支持组织的感染性疾病，主要表现为牙槽骨的吸收和牙周膜附着丧失。有研究报道超过 30% 的孕妇患有牙周炎。研究发现单纯孕期激素水平的改变对牙周附着水平未见明显影响，但是全身性疾病或已有的牙周炎会导致或加剧孕期牙周炎的发生，如孕期糖尿病患者的牙周炎发病率显著高于孕期非糖尿病患者。孕期牙周炎的发生，不仅与孕妇全身系统性疾病的发生有相关性，如糖尿病、心脑血管疾病等，也与早产低体重儿的发生有密切关系。

5. 智齿冠周炎　智齿冠周炎多发生在未萌出或萌出不全的第三磨牙，以下颌多见。由于龈瓣部分或全部包绕第三磨牙，使龈瓣和牙之间形成较深的盲袋，造成食物及细菌的积聚在盲袋内不易清洁，导致第三磨牙牙周炎症的发生。智齿冠周炎通常以急性炎症形式出现，患侧可出现牙龈肿痛、自发性跳痛，甚至放射至同侧头面部，如果炎症波及咽部、咀嚼肌，可出现进食、咀嚼、吞咽困难和不同程度的张口受限，严重者可引起颌面部间隙感染，出现发热、头痛等全身症状。

6. 颌面部间隙感染　临床表现为不同区域的颌面部及颈部的红、肿、热、痛，疼痛可放射至耳颞区，伴随不同程度的张口受限。炎症可波及眼眶、咽部及舌底等相邻器官，导致相应的运动异常和周围间隙感染。全身症状轻重不一，可有发热、畏寒、头痛、食欲减退等。孕期妇女由于体内孕期激素的影响，可能增加炎症细胞的聚集和炎性物质的渗出，加重局部炎症反应，严重者可伴随胎动的异常，增加不良妊娠结局的风险。

十四、为什么怀孕期间易出现牙痛？

孕期激素水平的波动和生理反应的发生，增加了孕期妇女口腔疾病的易感性。孕期激素的急剧升高，尤其是孕酮，可靶向作用于牙龈的血管系统，增加孕期牙周疾病的易感性，出现牙龈的炎症反应，导致疼痛。早孕反应和饮食习惯改变可增加龋病及牙髓炎的发病风险。妊娠期全身激素水平对口腔微生态的影响，以及口腔卫生护理的忽视、全身抵抗能力的下降，导致孕期妇女智齿冠周炎高发，从而出现牙痛。此外，某些孕妇由于对口腔疾病知识缺乏或担心流产的风险，在发现疾病后不愿进行及时的口腔治疗，也是导致疾病进展出现疼痛的重要原因。

十五、孕期牙痛吃止痛药对胎儿有影响吗？

口腔科常用的止痛药有非甾体抗炎药，包括阿司匹林、布洛芬等，能够通过胎盘进入胎儿体内，可能影响胎儿发育，增加先天缺陷的发生，导致胎儿骨骼、神经或肾脏畸形。有报道显示，曾服用止痛药的孕妇所生的胎儿发生畸形的危险性较不服止痛药者高。在去除了可以引起胎儿畸形的其他因素，妊娠早期应用止痛药引发胎儿任何畸形可能比没用止痛药的危险性增加 2 倍，而引起心脏缺损的畸形，如房间隔缺损、室间隔缺损等的危险性增加 3 倍，并且会增加孕前期流产的风险。同时，也不建议在怀孕后期使用，因为会阻碍凝血的功能，导致生产时出血量可能变得比较大。虽然子宫内大出血的因素很多，不一定是服用非甾体抗炎药的影响，但若其他综合因素造成子宫内大出血，又在怀孕末期服用了非甾体抗炎药的孕妈妈，出血情况可能会很难控制，对母体的威胁非常大。孕期服用止痛药，相对安全的对乙酰氨基酚是首选药物。但是，最近科学家也发现，如果孕妈妈长期服用对乙酰氨基酚，可能增加孩子患儿童多动症的风险。然而目前证据无法得出怀孕期间的对乙酰氨基酚暴露与儿童多动症之间是否有相关性的结论。

十六、孕期进行口腔治疗应该注意什么？

原则上整个孕期不建议进行口腔治疗，不得已的情况下建议在孕中期进行，且不能将治疗带入孕晚期。孕早期和孕晚期只进行简单的处理以缓解症状，例如开髓引流、脓肿切开、冲洗等，等到孕中期或分娩后再完成后续治疗。同时应与患者的产科医生建立良好沟通。在进行口腔治疗时孕期妇女应采取适宜的体位，如头高脚低位或半卧位，并允许其适当调整体位以保持舒适，也可在其右臀部放置一个小枕头或嘱患者轻微向左偏倚以防止低血压引起的头晕或恶心症状。

1. 术前注意事项 术前需全面了解孕产妇的生理学特征，包括妊娠性呕吐、循环系统的改变、仰卧位低血压综合征、呼吸系统及泌尿系统的改变。

2. 拍摄 X 线片注意事项 美国牙科协会明确了口腔诊断性的 X 线检查在孕期是安全的，怀孕不是口腔科影像学检查的绝对禁忌。孕妇在拍口腔 X 线片时可穿防护服（铅衣或铅裙）及应用数字成像系统等进一步防护。

3. 安全使用局部麻醉药 疼痛会增加孕妇的精神紧张，而精神紧张状态对胎儿产生的伤害比局部麻醉药造成的伤害大。因此，在口腔治疗过程中，选用安全的局部麻醉药及合理的剂量，有利于孕期口腔疾病治疗的安全进行。

4. 原则上整个孕期不拔牙。非拔不可的牙，如反复发炎化脓的牙，在控制炎症后，可安排在孕中期处理。

5. 治疗智齿冠周炎尽早控制炎症是治疗的关键。在疾病初期，以局部处理为重点，局部清除龈袋内的食物碎屑、坏死组织、脓液。如脓腔形成，可局部切开引流。根据全身反应程度及并发症情况，按照孕期药物使用原则选择抗菌药物。

十七、孕期可以补牙吗？

龋病在形态学上表现为初期超微结构的脱矿和再矿化，以及晚期龋洞的形成。妇女在妊娠期间牙容易发生龋病，且妊娠后期患龋率会增加。孕妇容易患龋病的常见原因包括孕期饮食结构改变；进餐次数和餐间零食次数的增加；含糖食物的增加；早孕反应引发的呕吐导致口腔内酸性物质增加，产酸菌数量升高，牙菌斑内产酸量大，导致 pH 下降。相关研究表明，孕妇与非孕妇相比，唾液腺分泌物中检测到更多的变异链球菌和乳酸菌，尤其是在妊娠晚期。

妊娠引起的代谢与内分泌的改变及缺钙因素可能引起唾液分泌减少，自洁作用和牙再矿化作用下降。有孕妇因局部敏感或日常生活不规律而放松甚至中断刷牙，对口腔问题的不重视等多种因素影响着孕妇龋病的发生和发展，并直接关系到妊娠期妇女的口腔健康和胎儿安全。因此，孕妇预防龋病的发生和择机治疗是必需的。

妊娠期龋病的治疗应遵循如下原则：①定期进行口腔检查，以预防龋病发生为重点，及早发现病变，建议准备怀孕的妇女在怀孕前 6 个月进行一次全面的口腔检查；②彻底治疗龋齿，妊娠期龋病应选择母体处于相对稳定的妊娠中期（4~6 个月）进行治疗，治疗仍以充填为主；③操作过程要尽可能轻柔，避免因剧烈牙痛引发早产和流产；④治疗过程中应重视患者的紧张心理，避免精神紧张可能对胎儿的不利影响。

孕妇在怀孕前应积极治疗龋病以及相关并发症，妊娠期通过增加刷牙次数，配合使用含氟牙膏以及减少糖类食物的摄入来减少龋病的发生率。如果在孕期发生龋病，可选择在妊娠中期（4~6 个月）进行充填治疗，即补牙，防止龋病进一步发展为牙髓炎甚至牙周炎。

十八、孕期补牙时注射局部麻醉药对胎儿有影响吗？

疼痛会增加孕妇的精神紧张，而精神紧张状态对胎儿产生的伤害比局部麻醉药造成的伤害大。由于口腔治疗过程中多采用局部麻醉方式，药物剂量较小，且大部分药物能够在麻醉区域被分解，不会通过胎盘传输到胎儿体内，因此不必存有过多顾虑。一般认为 2% 利多卡因在妊娠期应用是安全的。

十九、孕期拍牙片对胎儿有影响吗？

患有龋病及根尖周炎等口腔疾病的孕妇在孕期进行口腔诊疗时常常需要拍摄牙片，这是口腔诊疗过程中较为常见的辅助诊断措施，医生可以通过影像学的表现来判断口腔疾病的情况。美国牙科协会明确了口腔诊断性的 X 线检查在孕期是安全的，单次全口的 X 线照射子宫接收的射线剂量小于 1mrad，而怀孕 9 个月的妇女接收到的来自日常生活的射线剂量就有 75mrad。一般而言，只要一年中受到的 X 线总照射剂量不超过 5~10rad（0.05~0.1Gy），不会出现先天性畸形。怀孕不是口腔科影像学检查的绝对禁忌。

二十、孕期补牙应该选哪种材料？

临床常见的牙体修复材料有银汞合金、复合树脂、玻璃离子体及复合体。

1. 银汞合金　一种特殊的合金，由银合金粉与汞在室温下混合后形成的坚硬合金，用于牙缺损的修复历史悠久，其性能也已有了很大的改进。研究表明，银汞合金虽然在局部可导致极个别人的过敏反应，但发生率小于

1%，对牙髓和牙龈的毒副作用更为罕见，银汞合金充填物中残余的汞导致患者中毒的风险极低。因此，世界卫生组织认为，用银汞合金充填修复牙缺损是安全的，目前没有研究表明低出生体重儿与银汞合金充填体的暴露相关。

2. 复合树脂　在树脂基复合材料中应用最广的一类材料，其组成特点是采用无机颗粒填料作为增强材料。未固化的复合树脂有一定的细胞毒性，对某些人有致敏性，固化后复合树脂具有良好的生物相容性，可以安全地用于牙体修复，但固化后复合树脂仍有少量的残余单位，释放的残余单体在某些情况下对相邻的牙髓组织或牙龈产生轻微的刺激。

3. 玻璃离子体及复合体　在聚羧酸锌粘固剂的基础上研发的一种材料，目的在于将硅酸盐玻璃粉的强度、刚性、释氟性与聚丙烯酸的生物相容性和粘接性结合起来，作为直接修复材料用，具有良好的粘接性、生物相容性和耐溶解性。复合体是复合树脂和玻璃离子体的组合词，表示这种材料既具有复合树脂的美观性能，又具有玻璃离子体释放氟离子的优点。有研究表明，牙体粘接修复材料及树脂的短期暴露对于人体健康没有风险。

这些材料对孕妈妈都没有太大的影响，可以根据口内的具体情况与口腔科医生商量选择使用。

二十一、孕期可以进行根管治疗吗？

急性牙髓炎是一种常见的口腔疾病，在发病过程中患者往往表现出难以忍受的疼痛，严重影响正常的生活与工作。在孕期妇女中发生该病则会增加危险，给孕妇带来巨大的痛苦，同时也会影响胎儿的正常发育与生长，疼痛严重的会导致早产或流产，若不及时有效治疗将会延误病情，以致错过最佳的治疗时机。

临床上常采用开髓引流或单纯用氢氧化钙进行盖髓治疗，在孕妇分娩后再进行牙髓治疗。目前针对孕期急性牙髓炎采用阿替卡因肾上腺素注射液麻醉，进行一次性无痛性根管治疗，待产妇恢复后再进行根管永久性充填或冠修复。对于已明确诊断为急性根尖周炎的孕妇患牙，经开放引流无症状后，使用氢氧化钙和碘仿糊剂在根管内暂封，待分娩后再行常规根管充填。

在孕早期和孕晚期，建议只简单处理以缓解急性症状，例如开髓引流、脓肿切开、冲洗等，等到孕中期或分娩后再完成后续治疗，非治疗不可的情况下在孕中期进行且不能将治疗带入孕晚期。

二十二、生产后的妈妈可以刷牙吗？

答案是肯定的，生产后的妈妈应该格外注意口腔卫生，坚持刷牙、漱口，以保证自己和孩子的健康。俗话说的"产妇刷牙，以后牙会松动甚至脱落"是没有说任何科学根据的。恰恰相反，产后刷牙有利于固齿。

产妇分娩时体力消耗很大，体质下降，免疫力降低，口腔内的条件致病菌很容易侵入机体致病。加之产后为补充营养，会高频率进食高糖、高蛋白的食物，如果此时不注重清洁口腔，几天，甚至整个"月子"期间都不刷牙的话，这些食物残渣长时间滞留于口腔、牙面及牙间隙，会产生大量的牙菌斑、软垢，导致牙龈炎、牙周炎和龋病等口腔问题。如果出现这些问题，很明显对产妇和新生儿都是十分不利的。因此，为了产妇的身体健康，产妇应该好好刷牙。

产妇应该选择具有清洁效果的硬刷毛牙刷，配合牙膏进行口腔清洁。已有牙龈炎或牙周炎的产妇应避免用过硬的刷毛刺激牙龈，可以选择刷毛较软的牙刷，使用巴氏刷牙法正确清洁口腔。

二十三、为什么哺乳期妈妈要注意口腔卫生保健？

孕期饮食结构发生改变，孕妇对于含糖食物的需求量增加，以及早孕反应引发的呕吐会导致口腔内酸性物质增加、口内 pH 下降。妊娠引起的内分泌的改变及缺钙因素还可能引起唾液分泌减少、自洁作用和牙再矿化作用下降。再加之对口腔问题的不重视等因素，孕产妇容易罹患各种口腔疾病。此外，在妊娠期间即使有良好的菌斑控制，由于激素水平的变化，仍约有50%~70% 的孕妇会在妊娠期间患龈炎，这种激素引起的龈炎症状可能持续至产后。龋病及牙龈炎对产妇身体的影响不容小觑，孕期出现的口腔问题往往容易被孕妇及其家属忽略，而在产后凸显出来，此时对于这些口腔问题的纠正就显得十分重要。因此，哺乳期的妈妈要关注自己的口腔健康，注意口腔卫生保健，放任龋病及龈炎的持续进展会带来更严重的口腔问题，从而影响产妇的全身健康，影响哺乳情况。

与低龄儿童龋病的发生有紧密联系的微生物主要有变异链球菌、乳酸菌、放线菌、韦荣球菌和白假丝酵母菌等。其中，变异链球菌的检出比例较高，为低龄儿童龋病的主要致病菌。根据相关研究表明，孕妇与非孕妇相比，唾液腺分泌物中检测到更高比例的变异链球菌和乳酸菌，尤其是在妊娠晚期。变异链球菌在人群中可进行垂直传播，而母亲是儿童变异链球菌早期获得的重要、主要来源，婴幼儿出生后约 26 个月，即乳磨牙萌出初期是变异链球菌感染的敏感时期，又称窗口期。

关于变异链球菌在母子间传播的原因目前尚无定论，推测可能与以下因素有关：母亲品尝食物、与儿童共用餐具，使细菌通过唾液进行传播；母子基因相似性和相同的饮食习惯，导致口腔微环境相近，允许同类型微生物的定植。

综上所述，孕期妈妈对自己口腔卫生的关注就等同于对孩子全身及口腔健康的关注，在备孕期、孕早期以及整个怀孕生产、产后恢复的过程中，孕妇及其家人都应该尽早掌握一定的口腔护理知识，以促进产妇及儿童的口腔健康。

二十四、哺乳期妈妈吃哪些食物有利于孩子的牙发育？

人的一生有两副牙，都是在妊娠过程中发育的，出生后持续发育、矿化。在此过程发生紊乱可导致牙发育异常。在这个阶段，母体缺乏蛋白质、维生素 A、维生素 D 或钙、磷、铁等矿物质，可直接影响乳汁的质量，接受母乳喂养的婴儿可能因缺乏这些营养物质及微量元素而影响牙发育，导致牙釉质或牙本质结构异常。产妇的身体在哺乳期间仍处于恢复的状态，应摄入丰富且充足的营养物质供自身机体代谢需要，并且从影响婴儿牙发育的角度来说，哺乳期妈妈的饮食也需要特别关注，仍应该多注意摄入一些富含钙、磷的食物，如牛奶、谷物等；富含叶酸及铁的食物，如肉类、豆制品等，以及一些高质量的蛋白质，以供泌乳和婴儿摄入。

二十五、哺乳期妈妈补牙会影响乳汁吗？

龋病是在以细菌为主的多因素影响下，牙体硬组织发生慢性进行性破坏的一种疾病，哺乳期妈妈患龋病后如果不及时进行治疗，龋病持续进展可能发展至牙髓炎及根尖周炎，这些情况的治疗过程就会变得更加复杂，因此哺乳期的妈妈如果发现了龋病应该进行及时的治疗。

补牙是龋病常见的治疗方式，主要过程是去除牙表面的龋坏物质，使用粘接剂及树脂材料等对窝洞进行充填。哺乳期妈妈常常担心补牙会对乳汁产生影响进而影响婴儿的身体健康，其实补牙所用的材料即便会有小分子化学物质渗出后通过肠道吸收入血，其浓度也远远达不到对乳汁产生影响的程度，因而可以完全放心。如果产妇所患为深龋，在去龋的过程中需要局部浸润麻醉以缓解疼痛和不适，产妇及家属也是无需过度担心的。因此，各位哺乳期的妈妈如果有龋齿应及时处理，否则会影响自己的身体健康以及正常的饮食和生活，从而间接影响哺乳的正常进行。

（周学东）

二十六、父母的龋病会传染给孩子吗？

会的。刚出生的孩子口腔里是没有细菌的，随着时间的推移，细菌才慢慢在孩子口腔中出现。引起龋病的细菌大约在 1.5~2.5 岁期间在口腔中定植。在此期间，如果父母患有龋病，并且在喂养时不注意一些细节，如亲吻孩子的嘴、把奶嘴放进自己的口腔中试温度、用自己的餐具喂孩子食物、甚至嚼碎食物喂孩子等，会将自己口腔中引起龋病的细菌通过唾液传播给孩子。这类细菌在孩子口腔中定植、生长、繁殖时间越早，就越容易得龋病。

二十七、出生没几个月的孩子需要清洁口腔吗？怎么做？

需要清洁口腔。原因有两点：一是孩子长牙前后做好口腔的清洁，可以帮助孩子预防龋病。二是许多妈妈发现，大多数 2~3 岁的孩子都不喜欢刷牙，甚至刷牙时会恶心，从而导致刷牙时只随便刷一下门牙，大牙基本不刷。这主要是因为孩子难以接受突然出现在嘴巴里的"异物"。因此，早期给孩子清洁口腔可帮助他从小适应口腔护理的过程，以便于养成良好的刷牙习惯。

对于孩子的口腔清洁，妈妈们可以这样做：在第一颗牙长出来前，可以在手指上缠上干净的纱布，蘸清水，对牙龈、牙床等口腔各个角落的奶渣进行擦洗。等第一颗牙长出来后，可以在手指上套上指套牙刷，蘸清水轻轻擦洗牙面。注意：哺乳后，尤其是晚上睡前请一定做到。

二十八、想让孩子拥有健康的口腔，孩子出生后我能做什么？

健康的口腔包括牙健康、牙龈健康和面部骨骼发育的健康。

龋病是孩子最容易得的牙病，降低孩子得龋病的概率，维持牙齿健康，妈妈们可以从以下几方面去做：①保持孩子的口腔清洁，可在萌牙前后用手指缠清洁纱布或用指套牙刷蘸清水清洁；②喂养孩子时需要注意最好采用母乳喂养，定时喂奶，尽量避免喂夜奶，喂完奶最好清洁口腔。千万不要用嘴去尝孩子的食物烫不烫，更不能咬碎食物喂孩子，以防止妈妈嘴里的细菌传播给孩子。添加辅食时，要注意均衡饮食，少给孩子吃高糖分的辅食。

维持牙龈的健康，主要是保持口腔的清洁，均衡饮食，不偏食，提高机体对病毒和细菌的抵抗能力，不乱吃抗生素。

维持面部骨骼发育的健康，可以从以下几方面去做：①在孩子开始长牙时，让孩子嚼磨牙饼干，使用磨牙棒或硅胶牙训练器，锻炼牙床；②喂奶的时候，要注意正确喂养姿势。此外，定期看口腔科医生、接受专业指导，也是妈妈们应该特别注意的。

二十九、为了孩子的口腔健康，喂奶有什么讲究吗？

有讲究。喂奶方式、喂奶时间、喂奶姿势的正确选择和实施，对孩子的口腔健康有很大帮助。

1. 喂奶方式　建议最好采用母乳喂养。因为母乳营养全面，有利于孩子牙齿乃至全身的生长发育。母乳中还含有可以增加孩子免疫力的成分，并且母亲的乳头与孩子的口腔是一个天然完美的组合，能使孩子的唇、牙、牙龈都得到训练，最适于婴儿的口腔发育。而配方奶中含糖量高，容易引起龋病。

2. 喂奶时间　建议最好定时喂奶，同时尽量避免频繁地加喂辅食。尽量避免喂夜奶，尤其不能让孩子含着奶瓶睡觉。喂完奶后最好清洁口腔，至少做到睡前喂完奶后清洁口腔。以上措施都是为了防止奶中的糖分在口腔滞留的时间过长，腐蚀牙而引发龋病。

3. 喂奶姿势　建议双侧交替喂奶，如果孩子经常只偏向一侧吃奶，会造成该侧的面部长期受压，导致两侧脸发育不对称。此外，用奶瓶喂奶时，不能长期躺着喂，尽量坐着或采用小于45°角的半卧位，以防止孩子使劲伸下巴才能吸到奶，而长期导致"地包天"的面部畸形。

三十、什么时候该第一次带孩子看口腔科医生？

建议第一次看口腔科医生的时间是第一颗乳牙长出来后6个月。当然，如果在这个时间点以前，发现孩子嘴里有不太正常的状况，比如牙龈上长溃疡、过早长牙或突然不愿意吃奶等情况，应该及时带孩子去看医生。

带孩子看医生的目的主要是：①看牙萌出有没有问题；②根据孩子、父母、喂养孩子的大人的情况，评估其是否容易得龋病，从而采取相应的预防措施；③建立口腔健康档案，以便今后密切观察其口腔发育状况；④根据孩子的具体情况，进行一对一的口腔卫生、保健指导。

三十一、孩子得龋病了，反正乳牙都要换，不管它，行不行？

很多家长也许会说，乳牙反正都要换掉，坏了就坏了呗，只要恒牙保护好就可以了。还有些家长会想，现在孩子还小，不配合治疗，等孩子大一点再说。殊不知，这些错误的想法可能会给孩子带来终身的遗憾。

1. 影响咀嚼功能及生长发育　比如，门牙坏掉后，孩子就无法啃东西，磨牙坏掉后，孩子无法嚼碎、质韧或者硬的食物。此外，得了龋病不治疗，冷、热、酸、甜都可能导致疼痛，孩子可能会因为怕疼而抗拒吃饭，影响食欲，进而影响生长发育。

2. 影响儿童心理　龋病，尤其是上前牙的龋坏，可能会导致孩子不好意思张嘴说话、唱歌，慢慢发展为不喜欢和人交流，导致其心理负担加重，引发心理问题。

3. 影响儿童语言　龋病不治疗导致的牙缺失，特别是前牙缺失，会造成发音不清，俗称"说话漏风"，对儿童的语言产生较大影响。

4. 影响恒牙的发育　乳牙的龋病如果没有得到及时的治疗，感染就会通过牙神经传到乳牙根尖下方的恒牙胚处，导致恒牙生长发育出现问题。

5. 影响恒牙的正常萌出　乳牙因龋病拔除或者脱落后，下方的恒牙因为没有乳牙的引导，就会不知道应该向哪个方向生长，最终导致恒牙不在正常的位置萌出。此外，乳牙邻面龋坏或者因龋早失导致两边的牙齿往缺牙的地方倒，会导致缺牙处下方的恒牙没有足够的萌出空间，因此长得里出外进，拥挤不堪。

6. 引起口腔黏膜病变　乳牙严重龋坏导致的根尖周病变，有时可使患牙牙根暴露于牙龈表面，使邻近的唇、颊黏膜溃疡。有的家长还误以为是牙龈上长新牙。

7. 成为感染病灶，导致脓包、瘘管、发烧，甚至出现颌骨囊肿、颌间隙感染等严重问题，需要住院手术治疗，给孩子带来极大的痛苦，严重时甚至危及生命。更严重的是，龋病发展严重累及牙周围组织时，可作为"病灶"，引发全身其他部位的感染，如心脏、肾脏、关节、眼睛等。

三十二、幼儿园时期孩子最容易得的牙病是什么？为什么？

龋病是幼儿园时期孩子最容易得的牙病。容易得龋病的原因是：①乳牙长得"头大脖子细"、牙面上凹凸不平、牙与牙之间有很多正常的缝隙，这些特点都使乳牙容易残留食物残渣和细菌，同时如不容易清洁，使细菌利用食物中的糖分产生酸性物质，能持久地作用在牙面上；②乳牙表面组织比较薄且矿化程度差，容易受到酸的腐蚀；③孩子的咀嚼能力相对于成人较差，喜欢流质或半流质的食物和甜食，这类食物糖分含量高且容易粘在牙面上，产生的酸更容易损伤牙面；④孩子自我清洁口腔的能力较差，有的孩子甚至喜欢把食物含在嘴里不吞咽，以致细菌、食物碎屑常常粘在牙面上，难以被清干净。此外，孩子睡眠时间长，睡眠期间唾液分泌较少，对牙面的清洁、冲刷减弱，更为细菌利用糖产酸腐蚀牙面提供了便利。

三十三、幼儿园时期孩子的饮食对得龋病有影响吗？

有影响。龋病产生的主要原因就是细菌利用食物中的糖分产生酸性物质，腐蚀牙表面，使牙变色或形成龋洞。所以，食物中的糖是龋病的"罪魁祸首"之一。糖在口腔中存留的时间越长，酸性环境持续时间就越长，就越容易得龋病。

幼儿园时期的孩子大多数咀嚼能力较差，吃的食物主要以流食、半流食、软食为主，每天进食的次数多，食物中以甜食居多，并且其自我口腔清洁能力差，细菌、食物残渣容易粘在牙面上。所以，幼儿园时期的孩子口腔里的细菌更容易利用糖产酸腐蚀牙，使其更容易得龋病。

三十四、幼儿园时期的孩子需要刷牙吗？

幼儿园时期的孩子一定要刷牙。因为该时期最容易得龋病，而龋病发生最根本的原因是细菌。刷牙能帮助清除口腔里的细菌，减少得龋病的概率。

推荐一种简单易行的刷牙方式——Fonse 刷牙法（图 11-1）。Fonse 刷牙法又叫圆弧刷牙法，是将牙刷放在嘴里，以画圆圈的方式清洁牙。具体做法是：上、下颌门牙对齐咬在一起→把牙刷头塞进左侧脸颊和牙列之间→以 1~3 颗牙为单位，由后向前以画圆圈的方式刷靠脸颊侧的牙面→更换牙刷头位置，把牙刷头放在上、下颌门牙与嘴唇之间，以 1~3 颗牙为单位，

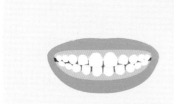

上、下颌门牙对齐咬在一起

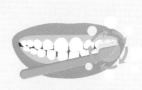

把牙刷头塞进左侧脸颊和牙列之间，以 1~3 颗牙为单位，由后向前以画圆圈的方式刷牙面

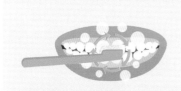

更换牙刷头位置，把牙刷头放在上、下颌门牙与嘴唇之间，以 1~3 颗牙为单位，以画圆圈的方式刷牙面

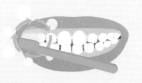

更换牙刷头位置，把牙刷头塞进右侧脸颊和牙列之间，以 1~3 颗牙为单位，由后向前以画圆圈的方式刷靠脸颊侧的牙面

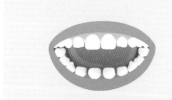

张开嘴巴

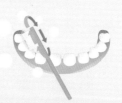

把牙刷头放在舌头与牙列之间，以 1~3 颗牙为单位，由后向前以画圆圈的方式依次刷左上、左下、右下、右上后牙靠近舌头侧的牙面

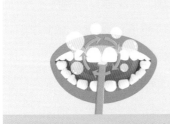

把牙刷柄直立起来，以画圆圈的方式依次刷上、下颌门牙靠近舌头侧的牙面

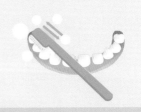

来回或以画圆圈的方式依次刷左上、左下、右下、右上后牙用来咬东西的牙面

图 11-1　Fonse 刷牙法

以画圆圈的方式刷牙面→更换牙刷头位置，把牙刷头塞进右侧脸颊和牙列之间→以 1~3 颗牙为单位，由后向前以画圆圈的方式刷靠脸颊侧的牙面→张开嘴巴→把牙刷头放在舌头与牙列之间，以 1~3 颗牙为单位，由后向前以画圆圈的方式依次刷左上、左下、右下、右上后牙靠近舌侧的牙面→把牙刷柄直立起来，以画圆圈的方式依次刷上、下颌门牙靠近舌头侧的牙面→来回或以画圆圈的方式依次刷左上、左下、右下、右上后牙用来咬东西的牙面。

刷牙时注意：每次以 1~3 颗牙为单位，每个单位的牙面应画圈刷 5~10 次，要按一定的顺序刷不能遗漏，每次刷牙至少 3 分钟，每天至少刷 2 次，睡前刷牙最重要。

三十五、为什么我的孩子 6 岁就长智齿，而且长出来没多久就患龋病了？

6 岁左右的孩子，在上、下牙床左右两端的最里面会各长 1 颗大牙，称为"六龄牙"。因为"六龄牙"的位置在牙床的最内侧，很多妈妈会把这四颗牙误认为是智齿。

"六龄牙"长出来后特别容易患龋病，这是因为"六龄牙"长得早，发育不健全，牙表面最坚硬的一层牙釉质很薄而且钙化差，对酸的抵抗力低，容易被酸腐蚀。"六龄牙"表面凹凸不平，有很多细小的牙沟、缝隙，容易残留食物残渣，易被细菌利用产酸，从而腐蚀牙面。并且，孩子自我口腔清洁的意识不够、能力不强、习惯不好，不能很好地清洁牙面上的细菌和食物。因为"六龄牙"是直接在牙床上长出，长前没有相应的乳牙脱落，即不替代任何乳牙，很多家长会把这四颗牙误认为是"以后会替换的乳牙"，往往忽视了对"六龄牙"的保护。然而，"六龄牙"可以说是孩子全口牙中最重要的一颗牙，最应该引起家长的重视，应好好保护。

三十六、乳牙患龋会影响孩子换牙吗?

会的。乳牙患龋发展的严重程度不同,对换牙的影响也会不同。

1. 乳牙的下方正好是恒牙的牙胚,如果乳牙得了龋病不治疗,炎症就会通过乳牙牙根尖端的小孔扩散到恒牙胚周围,从而影响恒牙的发育。较轻的影响表现为恒牙长出来后颜色发黄、牙上坑坑洼洼或是缺了一块。影响严重时,恒牙的牙根可能是弯的,恒牙长不出来,恒牙不再发育或发育成异常的组织。

2. 如果龋病的炎症扩散的范围广,导致牙周围骨头的大面积破坏,就可能引起恒牙没发育好就过早长出来、该长却迟迟不长、从不该长的地方长出来、长牙的先后顺序不正常等。

3. 如果乳牙坏得严重,牙冠烂成“鸡蛋壳”状、烂得仅剩牙根,或者过早脱落,就会导致旁边的牙挤过来占用原来乳牙所在的位置,等到长恒牙的时候,恒牙常因位置不够而长歪,导致牙排列不整齐等错𬌗畸形。

三十七、孩子的哪些口腔不良习惯家长一定要警惕?

吃手指头、咬笔头、咬嘴唇、吐舌头、只用一侧牙嚼东西、不用鼻子呼吸而用嘴巴呼吸等习惯,都是孩子常有的口腔不良习惯,家长一定要警惕。因为如果这些不好的习惯持续到 3 岁以后,就容易引起牙排列参差不齐,上、下颌牙咬不在一块儿,一侧脸胖一侧脸瘦等错𬌗畸形。

三十八、为什么幼儿园时期的孩子容易摔伤牙?

幼儿园的孩子已经在走路的基础上学会奔跑,体育活动、户外运动较年幼时增多。但此时孩子的运动协调能力还比较弱,在奔跑、攀爬、骑自行车的过程中难免摔倒，而在国内很少有父母会在孩子进行剧烈运动时给孩子戴头盔、使用牙外伤防护牙套等牙外伤防护措施，所以这个阶段的孩子容易摔伤牙。

三十九、应该从什么时候开始关注孩子的口腔健康？

应该从准妈妈时期开始。因为在怀孕的第 6 周，孩子的 20 颗乳牙已经开始生长发育了，所以要想孩子的牙好，妈妈们从怀孕开始就应该关注孩子的口腔健康。关注的要点主要有：①注意孕期日常口腔清洁；②平衡膳食营养，不偏食；③谨慎用药，特别是抗生素；④学习婴幼儿口腔保健知识。

四十、为了不得龋病，就不让孩子吃糖，这种做法对吗？

不对。因为糖是身体发育必不可少的营养成分，为了不得龋病，不是应该禁止宝宝吃糖，而是应该以科学的方式吃糖。

科学吃糖的原则是通过选择糖的种类、减少糖的量、改变吃糖的方式、缩短糖在嘴里滞留的时间、控制吃糖的频率等方法，以减少酸对牙面的腐蚀。具体方法主要有：

1. 糖的种类　蔗糖是最会腐蚀牙的糖，所以应该少吃。硬糖好于软糖，因为软糖黏性大，容易粘在牙面上不易被清除。可乐等碳酸饮料对牙的腐蚀不亚于糖，所以应少喝。

2. 减少糖的量　木糖醇、山梨醇、甜菊糖等糖代用品，具有类似糖的甜味，基本不会腐蚀牙，所以可以适当食用，以满足孩子对甜味的心理需求。

3. 吃糖的方式　嚼着吃糖比含着吃糖好，吃糖后用清水漱口，可以缩短糖在嘴里滞留的时间、减少酸对牙面的腐蚀，所以应尽量不吃棒棒糖。

4. 吃糖的时间　在餐后吃糖比在两餐间吃糖好，因为嘴里的酸性环境会相对短一些。要避免睡觉前吃糖，尤其不能吃完糖就睡觉或含着奶瓶睡觉，因为这样会使睡觉期间牙长期处于酸性环境中，同时睡觉时唾液分泌减少，唾液对酸的中和作用减小，牙被酸腐蚀的概率会大大增加。

5. 控制吃糖的频率　准备一周给孩子吃的糖，选择周末中的一天一次性吃完，吃完后督促孩子漱口，以减少糖在嘴中滞留的时间、减少酸对牙面的腐蚀。

（李艳红）

四十一、老年人的常见口腔问题有哪些？

老年人的常见的口腔问题有食物嵌塞，牙遇冷、热、酸、甜等刺激时的敏感，疼痛及牙龈出血等。原因是随着年龄的增长，老年人口腔内环境发生了相应的增龄性变化，从生理上会出现牙龈退缩，牙磨损、磨耗，牙根暴露，唾液腺分泌功能减退，自洁能力下降。口腔内大量微生物集聚于暴露的牙根面形成牙菌斑，细菌微生物产酸，破坏牙釉质和牙本质，导致牙遇冷、热、酸、甜等刺激时的敏感，病变进一步发展形成龋洞，引起食物嵌塞。牙菌斑堆积于牙面形成牙石。牙石刺激牙龈产生炎症，导致牙龈红肿、出血，严重者可致牙槽骨吸收、牙松动脱落。

出现上述问题应当及时就医，小洞不补，大洞吃苦。由于老年人全身情况复杂，常常多病共存一体、多症状共聚一身、多药共用一人、多器官共同受累等特点，就诊时应评估老年人全身身体状况排除禁忌证，如心绞痛放射到口腔表现的牙痛，方可进行常规的治疗。治疗包括牙体修复术、牙周基础治疗等。

四十二、老年人牙之间为什么有缝？可以补起来吗？

老年人由于牙周疾病造成牙与牙之间的缝隙不可以直接补起来。由于老年人的牙发生增龄性变化，牙龈萎缩，牙根暴露。咀嚼运动使牙咬合面的牙尖逐渐磨平，牙间的邻接关系变松、变宽，牙缝就越来越大。

长期的机械刺激、不正确的刷牙方式、牙龈炎症和牙周疾病时，龈乳头很容易发炎、出血。牙齿长期嵌塞食物，食物嵌入牙间隙，压迫牙龈组织，可发生龈乳头炎症性退缩。持续的牙龈炎症引起牙龈萎缩，龈乳头的高度降低，牙缝就越来越大。

建议老年人定期进行全口龈上洁治和龈下刮治，控制局部炎症，防止牙菌斑和牙石的堆积。同时，应当饭后漱口，早晚刷牙，及时清除牙缝内的食物残渣，保持口腔清洁。

四十三、"人老牙掉"是正确的吗？

"人老牙掉"的观点不正确。"人老牙掉"并非自然规律，且随着人们对口腔健康的正确认识而逐步改变。世界卫生组织（WHO）提出老年人口腔卫生保健的目标为 80 岁时候至少保持 20 颗自己的天然牙，维持最基本的口腔功能状态或者通过最低限度的修复，尽可能恢复口腔功能。"牙掉"在临床上又可分为牙列完全缺失和部分缺失，造成牙缺失的原因主要有龋病及牙周疾病。

健康的牙被牙龈、牙周膜、牙槽骨等牙周组织包绕固定，如同生长在肥沃的土壤中的大树。口腔卫生差，大量的牙石、牙菌斑堆积于牙面，刺激牙龈导致牙周组织炎症发生，牙龈退缩，牙根暴露，牙槽骨吸收，即大树发生水土流失，牙就会越来越松，直至脱落。良好的口腔卫生，定期的口腔检查是维系口腔健康的保障。因此，健康的牙可以使用终生，而并非"人老牙掉"。

四十四、老年人为什么容易发生根面龋？

根面龋也就是发生在牙根部的龋坏。当人进入老年后，由于生理和病理的变化，出现牙龈退缩，牙根暴露，牙菌斑会附着于根面。此外，由于咀嚼运动，使牙咬合面的牙尖逐渐磨平，牙间的邻接关系变松，食物很容易在牙缝间嵌塞。不易清除的食物残屑，更助长了牙根面上牙菌斑的堆积，口腔内细菌等微生物利用食物残渣产酸，造成牙骨质破坏，从而发生根面龋。

根面龋临床表现为牙颈部颜色变黑、龋洞形成、食物嵌塞，是老年人的口腔常见病和多发病。由于其发生部位的特殊性，往往较难在早期发现，有自觉症状时，往往牙髓（牙的神经、血管）已经发生了不可逆转的损伤，引起严重的根面龋，甚至导致牙脱落。预防根面龋应当做到以下几点：适当控制各种甜食的摄入频率，多吃新鲜瓜果蔬菜，合理膳食，保证微量元素的摄取，增加牙的抗龋能力；使用含氟牙膏等局部用氟方法，用正确的方法早晚刷牙；饭后漱口，有条件使用漱口液。出现根面龋应当及时就医，定期进行口腔检查，做到早发现，早治疗。

四十五、老年人的口腔残根应该及时拔除吗？

老年人的口腔残根应当及时拔除。一般认为能经过治疗保留的牙应尽量保留，而该拔除的牙也要及时拔除。应该及时拔除的牙包括：牙大面积龋坏、根尖病变无法治疗；严重的牙周疾病，牙极度松动；牙周炎晚期，牙槽严重吸收，极度松动不能治疗的牙；存留的残根反复发黑溢脓；肿瘤或者肿块波及的牙及肿瘤放疗前需拔除的牙；被怀疑为风湿性疾病、肾炎、视神经炎等疾病的病灶牙。

若不拔除病灶牙可能引起或加重局部或全身的感染，导致冠周炎、根尖周炎、颌面部间隙感染、颌骨骨髓炎、灼口综合征及口腔溃疡等疾病，影响咀嚼、发音等功能和面容美观。重者可诱发或加重全身系统性疾病的发生及发展。老年人全身情况复杂，多种疾病共存，拔牙前应对全身健康状况进行全面评估，排除禁忌证，如心肌梗死、高血压、糖尿病等，方可拔牙。

四十六、为什么老年人更应重视口腔卫生保健？

随着年龄的增长，口腔组织器官发生增龄性变化，表现为唾液分泌减少，牙龈退缩，牙磨损、磨耗，牙槽骨吸收，牙间隙增宽，牙根暴露。这些改变会导致牙本质敏感、食物嵌塞、牙龈炎、牙周炎、根面龋的发病率升高。此外，全身抵抗力的下降导致老年人对疾病的防御能力下降，疾病的易感性增加，发生口腔疾病后修复能力变差，恢复期延长。由于老年人全身情况复杂，口腔疾病不是小病，可能是全身疾病的危险信号，口腔疾病的危害已超过口腔本身，关系着全身多脏器的功能。

如果不及时治疗口腔疾病，细菌的代谢产物——酸性物质就会侵蚀牙体硬组织与牙周组织，使牙原有的形态遭到破坏，形成残冠、残根，若不及时拔除，将成为全身性疾病的病灶，其中的细菌等微生物可随血液分布于全身，到达全身各个系统，引起邻近组织器官感染、心血管疾病、免疫系统疾病、神经系统疾病、呼吸系统疾病、消化系统疾病、内分泌系统疾病和泌尿系统疾病。因此，老年人更应该重视口腔卫生保健，应当每半年进行一次口腔健康检查，做到有问题早治疗。

四十七、老年人应该如何进行口腔卫生保健？

口腔的清洁卫生是口腔健康的基础，特别是老年人的口腔情况更加复杂，应养成良好的口腔卫生习惯。

老年人应该选择合适的牙刷，采用正确的刷牙方法进行日常口腔保健。推荐使用刷头小、刷毛软而有弹性、刷柄较宽而扁、容易握住、不易滑脱的牙刷。正确的刷牙方式是顺着牙间隙上下垂直拂刷，以达到去除食物残渣、按摩牙龈的目的，要避免拉锯式横刷，以预防牙颈部楔状缺损。

最好用含氟牙膏，以预防根面龋。除每天早晚刷牙外，每餐后也要刷牙。由于老年人牙缝较宽、牙稀疏，光靠刷牙不足以保持牙清洁。在有条件时，推荐使用牙间隙刷或使用牙线洁牙，有利于去除邻面与根面的牙菌斑。

提倡使用漱口水，刷牙主要清洁牙表面的软垢和牙菌斑，对口腔其他部位起不到充分清洁的作用，而这些部位也是引起口腔疾病的诱因。适当使用漱口水对全面清洁口腔卫生具有一定的作用。

老年人剔牙时，应选用扁平的楔状牙签，顺着每个牙缝的两个牙面缓慢滑动，不要用力过猛过快。牙签可帮助清洗牙邻面的软垢和牙菌斑。平时应戒烟，少饮酒，多饮水，多食蔬菜和水果，不用牙开瓶盖、咬硬物等。

牙缺失在老年人中普遍存在，牙缺失会对口腔的咀嚼功能造成不利的影响，进而影响消化功能和营养吸收，影响老年人的身体健康，并且影响邻牙的健康，加快牙松动，从而出现牙脱落的情况。因此，有牙缺失的情况应该尽早进行修复。应该每半年去口腔医院进行一次健康检查，而且最好能定期洁牙，这样可以有效保护口腔的健康，给口腔创造良好的口腔卫生环境。

四十八、运动功能障碍者应该如何进行口腔卫生保健？

类风湿关节炎、帕金森病、脑卒中等疾病患者多伴有肢体运动不便，医生推荐使用电动牙刷和宽手柄的牙刷，早晚刷牙，饭后漱口。如果已经失去自我保健能力，可在家属或者陪护帮助下进行口腔护理，每餐后清理口腔，每天刷牙1~2次。可以使用漱口水漱口，含氟牙膏刷牙。饮食方面注意少糖饮食，少喝酸性饮料。除此之外，应每半年到医院进行口腔检查和接受相应的口腔治疗，发现问题及时处理。

四十九、听力障碍者应该如何进行口腔卫生保健？

听力障碍者往往将注意力集中在自身疾病而忽略口腔保健的重要性，在口腔清洁的时候，或多或少都会遇到一些问题，口腔卫生普遍较差。可以通过哑语学习口腔相关保健知识，保证每天至少早晚 2 次刷牙，饭后漱口。日常生活中可购买一些口腔保健品，例如漱口水、含氟牙膏等。饮食方面注意少糖饮食，少喝酸性饮料。除此之外，应定期到医院进行口腔检查和接受相应的口腔治疗，每半年检查一次，发现问题及时处理。在可能的条件下，最好选用局部用氟方法防龋，如每天使用含氟牙膏或用氟水含漱，或者由口腔科医生操作，使用含氟泡沫、含氟凝胶等防龋。

五十、视力障碍者应该如何进行口腔卫生保健？

视力障碍者往往由于专注于自身疾病，而忽视了口腔健康的维护，所以口腔健康保健应当在对其心理疏导的基础上进行，将其从被动就医模式转变为主动就医模式。视力障碍者由于缺乏自我口腔保健能力，可通过听一些音频或通过盲文学习刷牙方法，也可借助电动牙刷、冲牙器等帮助进行口腔卫生的维护。含氟牙膏、含氟漱口水的使用可以减少龋病发生的可能性。在日常饮食上，少吃甜食和黏性食物。每半年进行一次口腔检查，有条件的话可以去医院进行牙表面涂氟和窝沟封闭治疗。

五十一、认知功能障碍者应该如何进行口腔卫生保健？

认知功能障碍者（如自闭症、阿尔茨海默病患者）由于与他人存在交流障碍，更容易产生自卑、消极等负面情绪，从而对口腔治疗产生抵触心理，导致口腔问题更加严重。认知功能障碍者应该加强对其看护人员和家属的口腔卫生宣教，督促患者学会正确的刷牙方式，早晚刷牙，饭后漱口，必要时可选用电动牙刷。如果已经失去自我保健能力，可在家属或者陪护帮助下每餐后清理口腔，每天刷牙 1~2 次。其次，应当加强医生与患者的交流，利用公共服务平台以及社区等多方面的力量。日常生活中可购买一些口腔保健品，例如漱口水、含氟牙膏等。饮食方面注意少糖饮食，少喝酸性饮料。除此之外，应每半年检查一次，发现问题及时处理。

（吴红崑）

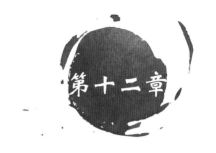

第十二章

牙体牙髓病与全身健康

一、为什么患了上颌窦炎，医生要先治疗牙病？

上颌窦腔、鼻腔、口腔彼此相邻。口腔与上颌窦腔、鼻腔之间以较薄的骨板和膜状结构相隔。口腔中上颌牙的根尖距离上颌窦和鼻腔较近，当牙出现感染时，感染物质无法向下通过牙冠部缺损或其他途径排出时，就会在牙的根尖处聚集，时间一长，脓液就有可能穿破上颌窦骨板、黏膜和鼻底黏膜等，造成鼻腔内和上颌窦腔内感染。因此，一旦确诊上颌窦炎，而且是由上颌牙根尖感染引起，就需要先到牙体牙髓科就诊，治疗感染牙，清除牙根管内的细菌，消除牙根尖区的感染。在牙体牙髓科治疗感染牙的同时，应遵循耳鼻咽喉科及口腔颌面外科医生的建议，进行联合治疗。

二、2型糖尿病患者能否钻牙？有哪些注意事项？

糖尿病患者于牙体牙髓科就诊时，应告知医生糖尿病史及血糖控制情况。2 型糖尿病患者在血糖控制良好（空腹血糖 <8.88mmol/L ）的前提下，可以钻牙行常规治疗，如补牙、根管治疗等。此外，糖尿病患者易伴发牙周病，建议重视口腔卫生保健，定期行牙周检查。

三、高血压患者能否钻牙？有哪些注意事项？

高龄或未受控制的高血压患者（ ≥180/110mmHg），在接受口腔科治疗时，有发生脑卒中、心肌梗死、急性心力衰竭或死亡等严重心脑血管意外的风险，因此血压≥180/110mmHg 时不宜接受钻牙等口腔科常规治疗。当血压控制良好，如 <140/90mmHg，或血压为 140/90~180/110mmHg，但诊间波动范围不大（ ≤10mmHg ），无头痛、头晕等症状，身体无明显不适，并已作好看牙心理准备时，可钻牙进行常规治疗。牙体牙髓科常规治疗创伤较小，接受治疗前应告知医生您的高血压病史及血压控制情况，治疗过程当中如有任何不适，请及时告知您的医生。

四、心脏病患者能否钻牙？有哪些注意事项？

心脏病患者能否钻牙取决于自身具体情况，以下几类情况需引起重视：

1. 急性心肌梗死或半年内曾患心肌梗死，有充血性心衰、不稳定或刚开始的心绞痛、未控制的心律失常及控制不良的高血压等情况，钻牙行牙髓病治疗应暂缓。

2. 3~6 个月前曾接受心脏手术，体内植入起搏器或除颤器时，钻牙行牙髓病治疗应暂缓。

3. 心肌梗死术后 6 个月或冠状动脉搭桥术术后 3 个月可钻牙行牙髓病治疗。在确定治疗前，需咨询您的心内科或心外科医生，预防性用药。

4. 伴有运动时胸痛史及经常性舌下含服硝酸甘油者，应及时赴综合医院心内科就诊，暂缓牙髓病治疗。

接受牙髓病治疗当天心脏应无明显不适，无胸痛、头痛、头晕等症状，情绪缓和，精神放松，无过度紧张，诊间血压稳定。就诊前应告知医生您的心脏病史，治疗过程中全程放松，如有任何不适，及时告知医生。

五、什么是心源性牙痛？

心源性牙痛是心绞痛引起的放射性牙痛。多数情况下，心绞痛患者会感到胸前区的明显疼痛。少数情况下，心绞痛会放射到下颌及上颌区域，患者首先感到的是牙痛。尤其是有高血压病史的患者，在牙剧烈疼痛时，应高度怀疑是否是由心绞痛引起的牙痛，及时至心内科等相关临床科室进行相关检查。

六、肾病患者能否钻牙？有哪些注意事项？

肾病患者进行牙体牙髓病治疗时，要特别注意：①行血液透析的患者，口腔疾病治疗应在非透析阶段，每次透析治疗前后 1~2 天避免口腔科治疗；②肾移植术后 6 个月内，应避免钻牙行口腔疾病治疗。

一般肾病患者在进行钻牙等常规治疗前，需检查血液（包括凝血功能）及血压情况。如需使用抗生素控制口腔感染时，需与肾内科医生进行沟通。口腔疾病治疗过程中有任何不适，应及时告知接诊医生。

七、放疗和化疗患者能否钻牙？有哪些注意事项？

肿瘤患者接受放疗和化疗后，可能出现猛性龋、放射性口炎、颌骨骨髓炎等严重的口腔疾病。因此，接受放疗和化疗前应治疗口腔内的患牙，拔除不能保留的患牙，并行牙周治疗，避免上述口腔并发症的发生。放化疗结束后应保持口腔卫生，如出现上述严重口腔并发症，应及时于口腔医院就诊，行相关治疗，勿延误治疗时机。

八、精神障碍患者怎样看牙？

精神障碍患者在决定看牙之前需征求精神科医生的意见，对当前精神状态及个人行为管理进行评估。在口腔科就诊时，家属应及时告知接诊医生患者的发病情况及精神科医生的评估结果。精神障碍患者在接受口腔科常规治疗过程中，极易发生器械的勿吞、勿吸，严重者有危及生命的风险。在治疗过程中，需有家属陪同，如发现任何异常，及时告知医生。

九、阿尔茨海默病患者看牙时有哪些注意事项？

阿尔茨海默病又称老年性痴呆，于口腔科就诊前应先征求神经内科及相关科室医生的意见，对当前精神状态、全身健康进行评估。口腔科就诊时，家属应及时告知口腔科医生患者的疾病情况及相关评估结果。此外，在看牙过程中，家属应注意：①协助接诊医生让患者知晓治疗操作与过程，并在治疗过程中不断提醒患者，强化这种印象；②协助安抚患者情绪，尽力配合医生治疗；③在觉察到患者有任何异常情况时，及时告知医生。

十、帕金森病患者看牙时有哪些注意事项？

帕金森病患者于口腔科就诊前应先征求神经内科及相关科室医生的意见，对当前精神状态、全身健康进行评估。口腔科就诊时，应及时告知口腔科医生患病情况及相关评估。此外，在看牙过程中，应注意以下几点：

1. 努力克服紧张情绪　因帕金森病本身的原因和长期服用抗震颤麻痹药物的影响，极易对钻牙的声音产生恐惧、紧张的心理，患者应在看牙时努力克服心理障碍。

2. 家属陪同治疗 家属可在不干扰医生操作的前提下，协助安抚患者情绪，对患者进行必要的搀扶。如患者在治疗过程中有任何异常，应及时告知医生。

治疗结束后，患者可休息 10~15 分钟后再起身离开。

十一、有癫痫病史的患者看牙时有哪些注意事项？

有癫痫病史的患者于口腔科就诊前应先征求神经内科及相关科室医生的意见，对当前精神状态、全身健康进行评估。口腔科就诊时，应及时告知口腔科医生患病情况及相关评估。在看牙过程中，患者及家属应做到：①克服紧张、焦虑情绪，避免诱发癫痫；②家属陪同治疗，在不干扰医生操作的情况下，协助安抚患者情绪。

（徐　欣）

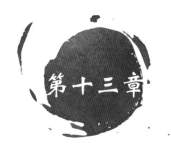

第十三章

口腔急症

一、牙突然疼得厉害，感觉半边脸和头都疼，不敢吃冷热食物，是怎么回事？

如果牙在没有刺激的情况下突然疼得厉害，不敢吃冷热食物，那很可能是得了急性牙髓炎，也就是说牙里面的牙髓组织（牙神经）发生了急性炎症。此外，急性牙髓炎还会出现夜间疼痛加重，影响睡眠。疼痛常常牵涉到同一侧上、下颌牙，脸和头部，患者本人也说不清是哪颗牙疼痛。

二、得了急性牙髓炎一定要把牙钻开吗？只吃药可以吗？

得了急性牙髓炎一定要钻开牙。急性牙髓炎剧痛的原因是牙神经组织发炎，渗出物增多，而牙是非常坚硬的，这些渗出物都被包绕在四壁坚硬的空间内（牙髓腔），内部形成高压环境，造成牙剧烈疼痛。只有钻开牙，把渗出物引流出来，解除高压状态，才能缓解疼痛。

得了急性牙髓炎不可以只吃药。口服止痛药和消炎药对牙髓炎有一定的镇痛效果，但只能暂时缓解疼痛。只有钻开牙、释放压力才是解决疼痛最有效的方法。

三、有颗牙胀疼得厉害，不敢碰，牙床也肿了，是怎么回事？

这可能是因为得了急性根尖周炎，也就是牙根尖周围的组织发生了急性炎症。发生的原因是牙髓炎没有得到及时的治疗，使牙神经坏死，炎症扩展到牙根尖周围，渗出物及脓液聚集于此，产生疼痛。有时牙会出现剧烈的一跳一跳的痛，此时疼痛可为持续性的，且冷热饮食不会加剧疼痛。有的人还会出现全身无力、体温升高等全身反应。

四、得了急性根尖周炎为什么也得钻开牙？钻开牙后为什么还会痛？需要吃药吗？

钻开牙，取出感染的牙髓可以使根尖周围的渗出物及脓液引流出来，缓解疼痛（图 13-1）。但是，如果脓液引流不通畅，局部高压不能有效缓解，患牙仍然会疼痛。当脓肿引起牙床肿胀时，除了钻开牙外，往往还需要切开肿胀的牙床，排出脓液，才能有效缓解疼痛。根尖周组织的炎症消退需要一定的时间，钻开牙通常会使疼痛缓解，但不能完全无痛。如果炎症比较严重或者全身抵抗力较差，可以适当吃些消炎药。但是，吃药只能作为辅助治疗，不能取代钻开牙并对牙内部进行感染的控制。

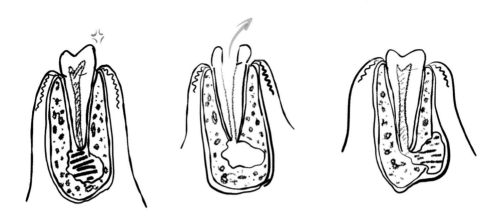

图 13-1　急性根尖周炎钻开牙减压，如不及时处理根尖周脓肿会扩展到牙床

五、智齿疼得厉害，而且周围的牙床都肿了，张不开嘴，咽东西也疼，该怎么办？

这可能是智齿冠周炎造成的，就是智齿周围的牙龈发生了炎症肿胀。急性期的处理主要是对患牙牙龈进行冲洗，以清除牙和牙龈之间的食物残渣、坏死组织和脓液，并在局部涂抹药物。必要时，还需口服消炎药。急性期过后，需要拍牙片，有些患牙需要手术切除部分牙龈，有些则需要直接拔除该智齿。

六、牙龈肿了，有个脓包，一碰就疼，该怎么办？

这可能是得了急性牙龈脓肿。需要切开脓肿排出脓液，冲洗后局部用药。此外，需要注意口腔卫生，可以用漱口水含漱，严重者可以口服消炎药，多休息。急性期过后，需要到医院进一步检查，查明引起肿胀的原因，进行相应的治疗，防止再次肿痛。

七、摔了一跤，把牙磕了，为什么到了医院还得拍头部 CT 和大片子？

磕到牙的外力也可能会造成脑部、颌骨等的损伤，这些重要部位的损伤可能会造成生命危险或者严重的功能障碍，因此需要首先排除。患者需要关注受伤后是否有头晕、恶心、呕吐等不适，上、下颌牙齿咬合是否和以前不一样。

八、把牙整个磕掉了，这颗牙还有用吗？该怎么保存磕掉的牙？需要立刻去医院吗？

磕掉的牙是有用的，可以进行牙再植，就是将磕掉的牙放回到原来的位置。如果就诊及时，处理得当，患牙保存下来的概率还是很高的。

脱落的牙可以直接放在口腔内，也可以放在生理盐水、血液、牛奶、唾液或者自来水里，但绝不能干燥保存或放在卫生纸内，更不能揉搓脱出来的牙。

就诊越及时成功率越高。半小时内进行再植的患牙，90% 可以成活。超过 2 小时，因牙表面的细胞可能会坏死，就会影响牙再植的成功率。

九、牙磕断了，还能粘回去吗？

断牙能否粘回去取决于牙折断的情况。如果患牙没有暴露牙神经，且两个断面能够密合，根据情况可以考虑将断冠粘回去（图 13-2）。但是，不能使用患牙咬硬的东西，以防再断裂。断牙再粘要求的条件较高，建议保留牙断片，由医生根据具体情况判断是否能粘回去。

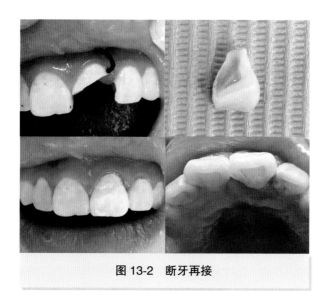

图 13-2 断牙再接

（邓　婧）